医学生人文素质教育初探

主编 谷晓红

U0273051

中国中医药出版社
·北京·

图书在版编目（CIP）数据

医学生人文素质教育初探/谷晓红主编．—北京：中国中医
药出版社，2015.2
ISBN 978 - 7 - 5132 - 2267 - 9

Ⅰ．①医…　Ⅱ．①谷…　Ⅲ．①医学教育 - 人文素质教育 -
研究　Ⅳ．①R - 05

中国版本图书馆 CIP 数据核字（2015）第 011790 号

中 国 中 医 药 出 版 社 出 版
北京市朝阳区北三环东路 28 号易亨大厦 16 层
邮政编码　100013
传真　010 64405750
北京市泰锐印刷有限责任公司印刷
各地新华书店经销

＊

开本 880 × 1230　1/32　印张 9　字数 239 千字
2015 年 2 月第 1 版　2015 年 2 月第 1 次印刷
书　号　ISBN 978 - 7 - 5132 - 2267 - 9

＊

定价　29.00 元
网址　www.cptcm.com

《医学生人文素质教育初探》

编 委 会

主　编　谷晓红

副主编　白俊杰　谭　曦　傅　骞　于　河　张小勇

编　委　（按姓氏笔画排序）

　　　　　马继福　田润平　刘　钊　刘铜华　刘雯华

　　　　　闫兴丽　孙传新　李天罡　李永明　李晨辉

　　　　　佟晓辉　范　璐　郭　辉　梁　军　翟双庆

前　言

大学人文素质教育源于教育本质，中国高等教育经过改革开放 30 多年发展，在大学人文素质教育方面从内容到方法上取得了很多研究成果，但是系统性的且可行性强的方法较少，究其原因可能为人们过多地把素质教育停留在理念的层面，而没有从全面教育的角度加以充分认识，也没有对实施环节给予足够的关注。要将人文素质教育的理念落到实处必须通过更具有科学性、针对性的途径来实现，这也是提升和评价人文教育质量的关键所在。同样，人文素质实践教育途径本应是一个充满个性和特色的领域，但现在呈现的局面显然与理论研究和实践探索的缺如密切相关，其后果必将影响和制约人文素质教育的深入发展。

人文素质教育在医学教育中占据着重要的位置，医学教育有其独特的文化内涵，这与其本身学术理论基础与传统文化密不可分，如何把学生培养成为具备深厚文化底蕴、德才兼备的优秀人才，一直是学校为之探索的上善之道。在当下医患关系紧张的状态下，对医学生人文素质的教育，更具有不可或缺的现实意义。在这里，我们以学习者、参与者、见证者的身份，通过调研国内外一些高校开展的相关工作，来尝试探讨一个适合于医学院校开展人文素质实践教育的系统性方法。北京中医药大学多年的素质教育工作实践，已经积累了许多宝贵经验，

1

我们期待与读者分享。

本书的撰写经历了学习、体验、思考三个过程，在第一篇，我们以学习的方式研究了人文素质教育的变革；第二篇展示北京中医药大学人文素质教育工作经验；第三篇，基于人文素质教育效果较难评价这一现状，我们尝试引入循证医学的研究方法，希望建立一个效果评价途径。

本书得以付梓，实为博采众家之长，其中既有他山之石，也有我校从事学生教育的专家、同事的智慧结晶。本书期冀将诸多经历与思考带给同仁与学辈，共启学习与探索之门，共同见证，相互学长。

学未深，故思难全，我们更多的是从中医药院校视角来认识人文素质教育，故此，难免坐井观天，视野有限，期盼睿智斧正。

编者的话

医学因其自身兼具科学与哲学的特性，从希波克拉底和《黄帝内经》的时代开始，便有着浓厚的人文背景。数千年来东西方医药人才的培养，都始终秉持着"仁爱"的宗旨。具体到中医药人才培养，中医药学专业课程与人文素质教育始终并行。

新的世纪，在新的社会经济关系影响下，医疗市场的现状与压力，再次将高等中医药院校应该培养什么样的人才这个问题凸现出来。高等中医药教育不能培养只会治病的专才，而要培养能够承担社会责任，发扬"仁心仁术"的高级人才，这就要求医学生不仅要具备完善的专业知识和科学精神，同时还要具备较高的人文素养，并自觉地继承和发扬传统文化的精髓。这对医学院校的人文素质教育提出了更高的要求。

从教育部 1995 年 9 月在武汉召开第一次全国高等院校文化素质教育试点工作研讨会至今，人文素质教育已经在各高校中实践了将近 20 年。北京中医药大学在这一历程中积累了一定的经验，寻找到很多启示。我们现在将这些经验和启示总结出来，期待对进一步实施人文素质教育，培养全面发展的中医药高级人才有所裨益。

目　录
CONTENTS

第一篇　高校人文素质
教育理论思考

第一章　人文素质教育是高等教育的重要组成部分

第一节　人文素质教育的概述

一、素质教育

（一）素质教育的沿革

"素质教育"概念出现在 20 世纪 80 年代后期，当时，社会上关于纠正片面追求升学率现象、全面提高学生素质的呼声日益高涨，引发了教育理论界开展关于教育思想的大讨论，重点讨论了树立正确的人才观和提高民族素质等问题。与此同时，一些学者开始撰文专门论述国民素质、劳动者素质、人才素质等问题。时任国家教委副主任柳斌同志于 1987 年在《努力提高基础教育的质量》一文中首先使用了"素质教育"一词。在随后的近 30 年中，"素质教育"这个词一直伴随着我国教育改革事业的发展，并成为了教育改革和发展的重要内容之一。

党的十四大提出了科教兴国的战略，教育被赋予提高国民素质、培养跨世纪人才的使命。1993 年，中共中央首次在正式文件中对素质教育作出了描述，中共中央、国务院 2 月发布的《中国教育改革和发展纲要》指出："中小学要由'应试教育'转向全面提高国民素质的轨道，面向全体学生，全面提高学生的思想道德、文化科学、劳动技能和身体心理素质，促进学生生动、活泼地发展，办出各自的特色。"随后中共中央、国务院、国家教委等组织召开了多次关于素质教育的研讨会，并发布了多项意见指南，为全面实施素质教育提出了具体的指导意见。这些都有力地推动了我国素质教育的研究与实施，使素质教育的发展进入到一个新阶段。

1999 年 6 月，以"素质教育"为主题的第三次全国教育工作会议召开。会议把素质教育提高到事关国家发展大局的重要地位。江泽民同志在会议讲话中指出："教育是知识创新、传播和应用的主要基地，也是培育创新精神和创新人才的重要摇篮。"在随后颁布的《中共中央国务院关于深化教育改革全面实施素质教育的决定》中明确指出：实施素质教育，就是全面贯彻党的教育方针，以提高国民素质为根本宗旨，以培养学生的创新精神和实践能力为重点，造就"有理想、有道德、有文化、有纪律"的、德、智、体、美等全面发展的社会主义事业建设者和接班人。这是首次提出素质教育的具体目标和方向。

2012 年，在党的十八大报告中明确指出："要坚持教育优先发展，全面贯彻党的教育方针，坚持教育为社会主义现代化建设服务、为人民服务，把立德树人作为教育的根本任务，培养德、智、体、美全面发展的社会主义建设者和接班人。全面实施素质教育，深化教育领域综合改革，着力提高教育质量，培养学生创新精神。"这是我们党和国家，立足于构建社会主义和谐社会，从科学发展观角度对素质教育进行了新的思考。

纵观这些历史沿革，可以看到，目前教育界已经不再讨论是否应该实施素质教育，而是着眼于根据不同人才所应当具备的不同素质，如何去有针对性的实施素质教育，探索素质教育的新模式。

（二）素质教育的内涵

"素质"从一开始提出就不是指狭义的先天生理禀赋，而是具有丰富内涵，包括生理层面、心理层面和社会文化层面的广义概念。从字面上来看，素质教育是指一种以提高受教育者诸方面素质为目标的教育模式，它重视人的思想道德素质、能力培养、个性发展、身体健康和心理健康教育。真正的素质教育，目的在于让学生能发挥个人潜能，各展所长，并培养良好的品格，并不局限于学术上的才能。通常所说的科技素质教育和人文素质教育均包含其中。

在高等教育领域，素质教育是作为纠正大学生文化素质薄弱、专业面窄、适应性弱等弊端，探索新型与社会发展相适应的高级人才培养内容。在基础教育领域，素质教育是作为改革"应试教育"和学习负担过重而提出来的，是为了解决应试教育中的"一切为了考试"和"分数决定一切"的弊端，促进学生在德、智、体、美劳等各方面得到全面发展。

高等教育与基础教育相比，教育对象的身心特点以及教学任务和人才培养要求等方面有着很大的不同，这就决定了大学生素质教育与基础教育中的素质教育在教育内容上有一定的差别。从理论上来讲，高等教育是一种专业教育，融入素质教育的理念，现代大学中的专业教育应该是一种以专业教育为载体、以培养适应社会经济发展高级人才为目标的素质教育。

在改革和发展的过程中，一些现有的素质教育模式由于引自国外的教育模式，与中国国情和国内教育实际并不完全相适应。同时，一些自己建立的素质教育模式又没有摆脱应试教育的影子。在培养的过程中，也应该按照所属学科和专业的特色和需求来培养人才，一方面肯定素质教育是人才培养的必由之路，另一方面，不同的教育层次和不同的学科专业，都应当探索适应自身人才培养的不同的素质教育模式，高等医学教育尤当如此。

二、人文素质教育

（一）人文素质的内涵

人文，泛指人类社会的各种文化现象。"人文"一词最早出现在《易经》中："刚柔交错，天文也；文明以止，人文也。观乎天文，以察时变，观乎人文，以化成天下。"根据这一解说，不论是研究人的生理规律、心理规律、思维的学问，还是研究社

5

会进步相关问题的学问，都应该属于人文的范畴。

关于"人文"的概念，在很多古代文献中都有记载，如《北齐书·文苑传序》云："圣达立言，化成天下，人文也。"孔颖达为《周易·贲卦》作疏："言圣人观察人文，则诗书礼乐之谓，当法此教而化成天下也。"这里的"人文"，用现在的话解释就是文化、文明的意思。可以将"人文"理解为包括启迪人的智慧、开发人的潜能、调动人的精神、激扬人的意志、规范人的行为，以及维护人的健康、控制社会稳定，乃至发展社会经济、协调人际关系等各种学问，即被称作为"化成天下"的学问，是人类文明的成果与结晶。

目前学术界对人文素质含义的阐释，主要有以下几种说法：

人文素质指一个人成其为人和发展为人的内在品质，是由知识、能力、观念、情感、意志等多种因素综合而成的一个人的内在品质合集，外在表现为一个人的人格、气质和修养。

人文素质是指与科学素质相对应的人的基本素质，主要可分为知识和精神两个层面。广义上的人文素质是人文精神的体现，是人类文化创造的价值。狭义上的人文素质是指将知识、能力、观念、情感、意志等各种因素结合而成的一个人的内在品质，是一个人外在精神风貌和内在精神气质的整体体现。

当前，很多学者认为，人文素质与科学的技术价值、经济价值趋于一致，认为过去谈人的素质往往讲德、智、体、美、劳，在当今时代，除此之外还要对应地讲才、知、心、科、文。

拨冗除陈，归纳起来，基本认可人文素质的核心都在于相对于自然科学而言，将社会科学融入并内化为个人的人生观、世界观及价值观。在《面向新世纪——人文素质教育研究》一书给了"人文素质"这样的定义：由知识、能力、观念、意志等多种因素综合而成的一个人的内在的品质，表现为一个人的人格、气质、修养等，从结构层面上来说大致包含以下内容：道德、知识、能力、方法等。

道德是指具有健全的心智、理想、目标，能批判的继承传统伦理道德，有正确的文化观念；知识是指拥有各种人文社会科学知识，如语言学、文学、艺术、历史学、心理学、哲学、经济、法律、哲学等方面的基本知识；能力是指语言运用能力、分析归纳能力、审美能力等；方法是指能从不同的角度、侧面和层次上认识了解社会、认识世界等。

如此看来，人文素质并不仅仅是"人文"和"素质"两个词的简单叠加，可以将人文素质理解为由人文知识、健康心理、文化修养、道德情操等方面综合而形成的一个人内在的、稳定的特质，外在表现为一个人的人格。

从现代教育学的角度来看，人文素质相对于科学素质而存在，它赋予了一个人内在的精神表现，可以说人文素质是判断一个人是否是人才的一个必要条件。如同中医理论中的神形关系一样，如果可以把一个人的生理基础和专业技能看作"形"的话，人文素质则是一个人的"神"。

人文素质不仅仅表现在一个人的人文知识，更多地表现在每个人不同的气质、思想、道德、精神、个性等方面，这些一方面是与生俱来的基本素质（如人格等），但更多的方面来自于后天的人文素质教育，人文素质一般外在体现在一个人的思想、语言、仪态、思维、情感、意志、知识等各个方面。

美国人本主义心理学家亚伯拉罕·马斯洛于 1943 年在《人类激励理论》论文中所提出了著名的马斯洛需求层次理论，该理论将需求分为五种，像阶梯一样从低到高，按层次逐级递升，分别为：生理上的需求，安全上的需求，情感和归属的需求，尊重的需求，自我实现的需求。另外求知需要和审美需要未被列入到他的需求层次排列中，他认为这二者应居于尊重需求与自我实现需求之间。

事实上，所谓的人文素质根据其形成的过程来看，同样也可以分为多个层次。第一个层次是与生俱来的，包括对生命的珍惜、对情感和归宿的认同等。第二个层次是社会初级教育的结果，包括基本的人文知识，对于国家和民族的认识，对于母语的使用，对于生命的珍惜，拥有一定的理想、目标，遵循普适的社会道德等。第三个层次是通过深层次的教育获得，不仅拥有丰富的人文知识，还在思考问题、处理问题等方面能够使用较好的方法。同时，拥有对美的鉴别能力，对于道德有较深的认识，并能够付诸实践。值得一提的是，这三个层次并不是随着年龄的增长而不断深入的，而是通过个体与社会之间的不断互动学习而得来的。

由此看出，人文素质内涵丰富，不仅仅只是包含思想道德品质，或者仅仅提及人文知识等，更多的是一个人在社会活动中，不断通过各种教育所获得的一种综合的素质。

（二）人文素质教育的内容

一般而言，现代人文素质教育包括历史文化教育、个人品格教育、心理健康教育、创新意识教育以及社会责任感教育等。

人文素质教育就其基本内容来说，就是通过各种教育方法，将人类一切自然科学和社会科学的优秀成果传递给个人，这些教育方法包括知识传授、环境熏陶、自我领悟等方式。促使受教育者通过自身发展和内化，培养出独特的个人素养，并将其外化到具体的行为当中的一种教育过程。具体说来人文素质教育就是传递人文知识、塑造人文精神、外化人文行为的教育过程。目的是使受教育者能够正确处理人与自然、人与社会、人与人的关系，并加强自身的理性、情感、意志等方面的修养，使被教育者既有学识又懂得如何做人。

人文素质教育可以概括为人文学科教育和艺术教育两大类。人文学科知识领域包括哲学、历史、语言学、文学、心理学、艺术、宗教、考古等。艺术教育包括诗词歌赋的阅读与欣赏、音乐和戏剧的欣赏等。因此，人文素质教育需要以人文学科教育与艺术教育相关知识的传递为基石。

人文素质教育强调"素质"而不仅仅是知识，其鲜明地揭示了知识传递基础上的"精神"塑造的重要性。如果仅仅具有丰富的人文知识，但却无法形成人文素养，那么在知识和行为之间就永远无法达到"知行合一"，两者始终处于分离状态；也就是说知识无法内化为内心的认同，无法达到人文素质教育的基本目标。因此，人文素质教育必然包含塑造人文精神的内容在其中。一些学者将塑造人文精神看作是人文素质教育的重要内容，提出人文教育即培养人文精神的教育，以强调人性教育、完善人格为宗旨，以注重实现和促进个体身心和谐发展为培养目的。它通过把人类积累的智慧精神、心性精粹与阅历经验传授给下一代，以期使人能洞察人生，完善心智，净化灵魂，理解人生的意义与目的，找到正确的生活方式。

作为人文素质教育的重要内容的人文知识的传递、人文精神的塑造和人文行为的外化三者之间的关系是内在关联的：只有人文知识的积累才能有助于人文精神的确立，也只有人文精神的确立才能有效地产生获取更多人文知识的内在动力；只有确立人文精神才能外化为人们自觉的人文行为，人文行为的实行需要内在的人文精神的指引。可见这一系列教育过程，是一个实施人文素质教育的系统过程。特别是在当代有中国特色社会主义建设过程当中，"以人为本"的理念的提出将人文素质教育与人的全面发展的发展目标紧密联系在一起，人文素质教育构成了现代人才培养的重要组成部分。

（三）高校人文素质教育的沿革

回顾历史，国外大学有关人文素质教育的理论和实践起步较早，一些知名院校如英国的剑桥大学、牛津大学，美国的哈佛大学等，都伴随着其自身的历史发展已经形成了较为完善的人文素质教育模式，通常认为，西方人文素质教育先后经历了自由教育、文艺复兴时期的人文教育、通识教育三个阶段。

自由教育的理念来源于古希腊的博雅教育，其基本目标是通过教育塑造健全的灵魂，并因此设置了被称之为"七艺"的全面而系统的课程体系，包括语法、修辞、逻辑、算数、集合、音乐、天文，用以培养和训练心智。

进入"文艺复兴"时期，人文素质教育更加强调对于美和道德的理解，认为品德是教育的首要问题，强调品德与学问的统一。

二战以来，西方世界开始大力发展科学素质教育，在科技至上的科学技术浪潮下，人文素质教育开始逐渐边缘化，自然科学知识大大压过了人文科学知识，随之而来的是教育内容的缺失和教育方式的迷茫。美国学者莱恩内·切尼指出"当人文教育置身于专业化原则中的时候，它们就使自己的权威性、独特性、目的性荡然失尽。"但是，这一现象很快引起了众多学者的注意和重视，纷纷著书立说，呼吁重视人文素质教育。目前，大学必须强调人文素质教育已经成为全世界高等教育界的广泛共识。

从词汇产生的起点来看，似乎国内高校虽然对人文素质教育的提出起步较晚，但从中国古代教育中不难发现，中国古典教育模式就是以人文素质教育为核心的。中国古典教育无论是私塾教育还是公学教育，均以诗、书、礼、易、乐、春秋为主要内容，强调德艺双馨的教育。事实上，我国的高校教育中一直以来并非完全是科学素质教育，人文素质教育也包含其中。

著名教育家杨叔子教授，在谈到教育时重申"教育的根本是'育人'，首先要教会做人，立德树人，并使人全面发展。所以，教育是'育人'而非'制器'，即教育的对象是人而非物。这就是说，我们应该教育人，即以文化开发出与发展好那天赋的人性与灵性，教会受教育者即会做人、有德，又会做事、有才。"

2012年，光明日报等诸多国内主流媒体集中报道了北京中医药大学的育人模式，用"以文化人"四个字，高度概括了这所医学院校在人文素质教育中的模式，凸显了人文素质教育在高等医学人才培养中的重要性以及所展现出来的良好效果。

不管是国内的还是国外的高等院校，都越来越重视人文素质教育。哈佛大学、剑桥大学、新加坡国立大学、北京大学均为人文素质教育的典范。

1. "博雅教育"，哈佛人文教育精髓

哈佛大学是全世界最顶尖的名校之一，这里曾经先后诞生过8位美国总统，44名诺贝尔奖获得者和30名普利策奖获得者。这样一所培养思想者的摇篮能够在全世界的高等院校中取得如此显

赫的声誉，与其重视通识课程和人文课程的教育理念密切相关。

哈佛大学的历任校长无论其改革举措有何不同，但在通识教育的问题上却基本一致。在每一次毕业典礼上，哈佛大学校长都要欢送新毕业生"参加到有教养的人们行列中去"。像皮埃尔·艾略特这样的激进者，虽然号召将通识教育应该是文化性的还是科学性的问题的争议暂时搁置起来，但对通识教育也有着深刻的认识。他曾说："大学文化最有价值的成果是使学生具有开放的头脑、经过训练而谨慎思考的态度、谦恭的行为、掌握哲学研究的方法、全面了解前人积累的思想……"劳威尔1909年任哈佛大学校长之后，致力于在哈佛重建博雅教育的理想，他认为学院应该培养智力上全面发展的人、有广泛同情心和判断能力的人，而非瘸腿的专家。劳威尔反对艾略特推行的完全选修制，代之以集中和分配课程，要求学生从某一学科的16门选修课中选择6门集中学习，另外必须在3个主要知识领域即人文科学、社会科学和自然科学中选择学习6门课。

1947年，哈佛大学发表的《自由社会的通识教育》报告，开启了全球素质教育的热潮，这部报告也被称为美国高等教育史上的通识教育"红皮书"。在书中，哈佛大学明确高等教育的目标，即教会学生运用逻辑、联系和想象能力去思考；帮助学生具备听说读写及与他人有效沟通的能力；训练学生恰当作出合理判断的能力；培养学生具有分辨种种价值，并将此种价值与其自身的生活联系起来的能力。

此后，1978年哈佛大学又进一步明确了要通过加强人文素质教育以培养优秀人才这一目标，提出了五条人才所必须具备的能力的要求：清晰、有效的思考及写作能力；在某些领域中，具备广博的知识与基础；对于所获得及运用的知识具有正确的批判理解能力，并了解宇宙社会及人类自身；勤于思考道德与伦理问题，具有明智的判断力，能作出恰当的道德选择；具有丰富的生活经验，对于世界各种文化，深感兴趣，努力探讨。这样的人才培养目标充分体现出人文素质教育的精髓。

哈佛大学在课程体系设置上，提出"博雅教育"的概念，即　**11**

以七大类核心课程奠定学生人文素质基础，这七大类课程包括：文学与艺术、历史研究、社会分析、道德推理、科学、外国文化、数学推理，这其中涉及"文法、修辞、逻辑学、集合、天文、音乐"等六艺，并将语文、人文、社会、自然等科学包含于其中。这些课程需要大学阶段课程学习的四分之一左右时间，其他时间以自由选修制填补，这样核心课程与选修课程共同构成通识教育，以保证学生具有坚实的人文素质基础。正如哈佛大学前校长尼尔陆登庭指出的那样："大学教育从根本上说是一个人文过程，是有关价值的事情，而不仅仅是信息或知识。"

2. "学科交融"，剑桥人文教育之道

剑桥大学是英国古老的大学之一，89 名诺贝尔奖获得者曾经在此执教或学习。剑桥大学一向以学术自由、氛围和谐、文化浓郁著称于世，这一特点也与剑桥大学重视人文素质教育分不开。

剑桥大学在人文素质教育方面的突出特点体现在以下几个方面：首先，强调理性训练和人格塑造相结合，以自由教育作为其核心教育理念。剑桥大学继承了英国一直以来的自由民主的学术氛围，在教育的功能上，强调教育对人本身的塑造作用，反对教育的功利主义的价值和态度；在课程设置和专业配备上，重视学术性的专业和课程，尽量减少直接应用方面的课程；在教学内容上，注重培养全面发展的人，以知识面广博、博览众家之学的广博人理念才制定教学内容，而不仅仅是培养具有某一方面专业才能的专才；在教育的目的上，强调智力的发展优于知识的提高，鼓励学生思考，锻炼学生思维。这些使剑桥大学形成了学术自由的教育传统。

其次，剑桥强调培养学生的全面性。区别于一般高等院校的听、说、读、记等四方面的训练，剑桥大学在此基础上更重视写作，写作是剑桥大学每个专业学生在完成学业过程中必须要经历的，在写作过程当中学生要具有严整逻辑性和语言优美的词句表达，并阐明对问题的看法，这就需要学生在平时积累深厚的人文素质和文化底蕴。因此，在表达观点、阐述观点、形成论证的过

程中，不但需要文化修养的支撑，更需要有相应的语言表达能力和综合素质，这些都需要在人文素质方面有所呈现。

再次，剑桥厚重的历史积淀和浓郁的文化氛围使剑桥的人文气氛浓厚。身处剑桥校园，古老的建筑的历史性和厚重性、剑桥文化的传承性和浓郁性使青年学者浸染在历史和文化的染缸之中，历史和文化的氛围如同一种"颜料"或"味道"看似无形但却潜移默化溶于水中，使水有色有味，使剑桥的学生长期在这样一种文化氛围当中得到熏陶。正如布鲁奈尔大学华人副校长、英国皇家工程院院士宋永华先生说："其他学校也可能培养出在学术水平上和剑桥一样的学生，但在学生的综合素质，尤其是文化素养和自信心方面却比不上剑桥，剑桥的传统和历史起了很大作用。"

最后，剑桥大学活跃的文化融合和思想交流是其显著的特点。下午茶和喝咖啡是剑桥大学最具特色的传统，前者是由学校为教授们提供的课间休闲方式，后者是教授和学生之间进行交流的通常方式，这种交流在随意放松之间往往产生最为强烈的思想火花。这种方式将具有不同专业底蕴、不同知识背景、不同文化底蕴、不同政治立场、不同民族宗教的人吸引在一起，共同探讨问题，成为思想上的熔炉。剑桥之所以培养了达尔文、牛顿、培根、罗素等一代又一代的哲学家、科学家、思想家在很大程度上归功于浓郁的文化氛围和自由的思想交流。剑桥校长布罗厄斯说："在剑桥由学院文化构成的校园氛围中，充分的交流使你开阔眼界和心胸，同时你也时时感到挑战和竞争，这些无疑会带来灵感和动力。"

剑桥大学以历史文化氛围为学生提供的人文素质教育有其历史性和独特性的一面，但这一方式对于中国高等院校来说也是可以效仿的。

3. "无墙文化"，新加坡人文教育典范

新加坡国立大学是新加坡历史最悠久且最有声望的大学，也是亚洲首届一指的高等学府，在 2011 年的 QS 大学排行榜中，新　**13**

加坡国立大学的医科排名亚洲第一。

作为历史悠久、国际一流的高等学府，新加坡国立大学一直非常重视学生的人文素质教育。创建100多年来，新加坡国立大学始终秉承"致力激发创意精神、教育学生并为国家和社会培养人才"的宗旨，坚持"无墙文化"，提倡自由思想和人才交流，培养了大批思想活跃、学术渊博的杰出人才。

2007年，新加坡国立大学文学和社会科学院设立研究小组，加强对人文课题的研究，希望让新加坡和学院提升到人文研究领域的领导地位。该校认为，这个社会不是黑与白那么简单，很大的环节是灰色的，人文与社会科学能赋予人们了解其中的复杂性的能力，这种能力不是科学工程等能解决的。2009年，新加坡国立大学新任校长陈祝全在欢迎午宴上指出，国大的发展方向是要成为一所立足亚洲，影响未来的国际顶尖大学，和一所能改变人们思维和行动的学府。他表示，国大将通过不断自我超越的精神，以高水平的教学和研究来改变学生、改变社会、造福人类。围绕人文素质教育的目标，国大将其分为国际化视野和全球性意识教育、企业精神教育、个性教育、社会责任感教育、创业教育、创新教育等六个方面。这些教育通过多渠道实施，包括课程教学、实践活动，虚拟校园计划等。

其实，新加坡国立大学的人文素质教育也借鉴了美国大学通识教育模式，同时又结合本国和本校的实际，走出了一条根植于亚洲，又面向全世界的成功道路，成为亚洲乃至全世界大学人文素质教育的典范。

4．"通才理念"，北大人文教育旗帜

可以说，在国内北京大学是一所具有深厚文化底蕴的高等院校。重素质、培养健全人格的教育目标早在蔡元培先生执教时就有所探讨，蔡先生认为：教育应该是全面的教育，而不是有所偏废的教育，"从理论上讲，某些学科很难按文、理的名称加以明确的划分。如地理就与许多学科有关，当它涉及地质矿物学时，可归入理科；当它涉及政治地理学时，又可归入文科。自然哲学

这个专门名词，它可以归入理科，又由于它的玄学理论，可以归入文科。根据这些情况，我们决定不用'科'这个名称。""就学生方面来说，如果进入一所只有本科专业课程的大学，那对他的教育是不利的。因为这样一来，理科学生势必放弃对哲学与文学的爱好，他的教育将受到机械论的支配，这将导致自私自利的社会和机械社会的发展。而在另一方面，文科学生因为回避复杂的事物，厌恶学习物理、化学、生物等科学。这样，他们还没有掌握哲学的一般概念，就失去了基础，抓不住周围事物的本质，只剩下玄而又玄的观念。因此，我们决心打破存在于从事不同知识领域学习的学生之间的障碍。"

蔡元培先生一直倡导实行通才教育，这一系列理念不仅对北京大学的教育具有深远的影响，对国内高校的教育理念也产生了重要的影响。

通才教育的理念使北京大学认识到，人文素质的高度与学生未来的发展潜质有着密切的关联：人文素质较好的学生在处理人际关系、组织相关活动、领导某项工作的能力方面要比单一拥有较好的知识型学生具有更好的发展前景，体现出更鲜明的优势。理工虽然是科技、社会发展的强有力支撑，但文化更是一个民族精神气质和智力支撑的基础之基础。因此，人文教育与理工教育不能分裂，当代的大学生应该在两方面都有所建树，才能适应未来时代和社会的发展。为此，北京大学一直以创造性的人才需要全面发展作为自身的培养目标，着力在以下几个方面不断推进人文素质教育进程：其一，展开教育改革相关问题的讨论，探索一条改变以往对学科的划分过细、过窄的教育模式，强调在高等教育领域通过人文素质教育实现资源共享，提高高等教育的活力与效率，实现高等教育的转型。其二，成立人文素质教育委员会，作为北京大学人文素质教育办法的制定和实施机构。这一机构由学校党委书记亲自参加，将对学生的人文素质教育与思想道德教育紧密结合起来，培养既具有较为深厚的文化底蕴，又具有较高程度的思想道德素质的新型人才。其三，制定人文素质课程选修制度。如理科学生必须选修大学语文课程，这一课程分上下学

15

期，其中一学期阅读中国古代名著和现代中国文学，涵盖了中国传统文化当中的文、史、哲方面的内容；还包括对西方古典文学和现代文学的阅读，以便学生了解世界文化和西方社会。为此，北京大学每年给中文系拨放专款用于大学语文课程的建设，并着力建立一个专业和结构优化的教师队伍，以满足语文教学在人文素质教育过程当中的要求。其四，鼓励文理学生互选课程，理科学生必须选修超过 3 学分的文科课程，并在该课程的学习中完成学习考核，将此作为毕业合格的重要条件，在此类课程的学习过程当中，学生们表现出较为踊跃的氛围。其五，在具体的人文教育实施层面，北京大学在教学过程当中强调对学生运用知识能力特别是写作能力的培养，重视对一些古典人文经典的研读，强调中国传统文化与西方古典文学的融会贯通，通过经典作品改变学生的思维方式，提升学生的文化感受。这一方式一方面使教师在治学方面的优势应用于教学，另种方面对学生的思想影响尤为明显，通过理解、感悟和体味获取的古典文学的精髓使学生们的文化品位和水平得以普遍的提升。

北京大学作为中国最为著名的综合性大学，在文科交融和多学科互动的教学活动中突出人文素质教育的做法，影响了国内许多高校，使之纷纷效仿，在国内展开了一场人文素质教育的新高潮。

第二节　医学教育的本质是科学与人文的融合

一、社会和医学的发展呼唤人文精神的回归

纵观高等医学教育，其特殊性是显而易见的，医学是一门关系到每个病人和全体人群生命健康的科学，研究对象、服务对象均以人为中心。因此，高等医学教育应该有高素质、高文化、高能力、强责任感的师资和学生作为保障，应该始终具有精英教育

的特征。

《希氏内科学》指出"医学不是一门纯科学，而是深深扎根于众多学科之中，负有用其为民造福之责的博学职业"。世界上大部分医学院校均意识到医学生拥有渊博的文理科学知识是培养有发展潜力、有持续后劲、有创造能力的医生的充分条件，拥有精湛的临床医学技能则是培养称职医生的必要条件。如从 20 世纪 80 年代起，美国医学院协会确定了进行通识教育有关的做法：加强医学预科阶段的学习，通过均衡地学习自然科学、社会科学和人文科学，为接受专业教育做好广泛的准备。改革入学考试，鼓励具有社会科学和人文科学背景的学生报考医学院，入学考试强调报考者的批判思维能力、解决问题能力和交际能力。英、法、德、俄、日、澳等发达国家的医学教育虽在学制方面存在差异，毕业时授予的学位也有所不同，但都有为期 1 年或 1 年以上的医学预科，主要完成数学、物理、化学、生物学、心理学、伦理学和社会医学等方面的课程学习，不合格者不能继续医学阶段的学习。因此，医学生通常具有相当宽厚的文理科学基础。

1981 年，美国医学院协会（AAMC）委任约翰霍普金斯大学校长缪琴博士组织了一个研讨会，专门负责对医生一般专业教育和为医学准备的大学教育问题进行研究，研究小组用了 3 年的时间，对美国和加拿大的 145 个医学教育单位（包括 89 所医学院、24 所普通大学、21 个医学专科学会、11 个其他团体）进行了广泛调查，与 1984 年提交了《为二十一世纪培养医生》（The physician for 21st century）的报告，即著名的 GPEP 报告，该报告在分析当时美国医学教育所面临的挑战时指出，面对这些挑战，要求有更多的医生能够跟上科学的发展来为病人服务，而"培养这种专门人才首先要加强医生的一般专业教育"，具体目标是使医科大学生获得作为一名医生所必需的基本品质和为毕业后继续接受教育做好准备，高等医学院校要确定未来医生所需要的基本知识和基本技能，还要关心这些在社会中处于独特地位的未来医生的人格、价值观和态度。这个报告不仅提出了 21 世纪的未来医生所必须具备的基本素质，还特别强调了人文素质教育的重要性和必要性。报告明确指出，由于医学教育缺乏人文社会科学基础教育，会使医学大学生在医科大学生涯中丧失应付挑战的智力和能力弱化。发展医学教育中人文社会科学课程的教学，应当作为医学教育改革的主要目标之一。这位全美乃至全世界范围内的医学人才培养提出了指导性意见，直接推动了20世纪90年代开始的关于医学院校培养目标的研究。

很多医学组织、医学科学家、医学会议对21世纪医生的标准在不同的场合都有过十分精辟的描述，这些描述虽然不尽相同，但是都会提到作为21世纪的合格的医生，都应该具备相当的人文素质，具体表现在具有科学的世界观、人生观和价值观，具有健康的人格和鲜明的个性，具有庄严的道德感，具有强烈的使命感和社会责任感，具有开拓创新的人生态度和追求。

1992年世界卫生组织（WHO）卫生人力开发公司教育处负责人博伦博士在《医学教育改革应当采取全球行动》的文章中首次提出了"五星级医生"的概念。①医疗保健提供者：提供高质量、综合的、持续的和个体化的保健；②保健方案决策者：要能够选择经费效益比好的措施；③健康知识传播者：通过有效的解释和劝告，开展健康教育；④社区健康倡导者：满足个体和社区的卫生需求，并代表社区倡导健康促进活动；⑤健康资源管理者：利用卫生资料，在卫生系统内外与个体或组织一起工作，满足病人和社区的要求。不难看出，在"五星级医生"的概念中，十分强调医生的人文素质和科学素质的并重，这一概念已经得到了广泛的认可。

1999年，国际医学教育专门委员会（IIME）制定了全球医学教育最低基本要求，即世界各地医学院校培养的医生都必须具备的基本素质，包括医学知识、临床技能、职业态度、行为和职业道德等。该要求包含7个领域60项指标，其中除了医学科学专业知识、临床技能、信息管理外，职业价值、态度、行为和伦理、沟通技能、群体健康和卫生系统、批判性思维和研究这4个领域均可归类到人文素质教育中。

国际上众多医学专门委员会和医科大学也呼吁，要加强医学大学生、住院医师和执业医师的人文素质训练。美国内科学委员会（ABIM）成为带头的倡导者。美国国家执业医师认证机构也开始要求通过适当的评估手段来考察医生的人文素质和能力，如果不胜任，将取消执业医师资格。可见，医生的人文素质也引起了医生和医学团体自身的关注和重视。

事实上，发达国家的医学教育对人文素质教育十分重视的，医学院校的人文课程与自然科学、医学相互渗透，人文素质教育与专业教育紧密结合，以医学与人文相交叉的课程为核心，并且开设大量综合课程，在课程中体现人文学科与医学学科的交叉、渗透，使人文素质教育呈现了医学的特性。在美国，有78％的医学院将伦理教学渗透到临床教学中，在安排教学时将人文课程和临床课程有机结合，让有经验的临床医师参与人文教学活动，人文教师也积极地参与到临床教学活动之中，两者相互补充。例如，哈佛大学医学院人文学科教学的专职教师中既有外科医生也有社会科学家，他们一贯奉行的信念是"在所有领域中，研究要结合临床"。在教学中，往往由临床医师讲授医学课程之后，由相关的人文学科教师对其中的伦理和道德问题进行咨询和评论，解答学生的问题。通过临床课程将社会问题、临床研究和教学有机地结合在一起，培养学生在临床工作中对社会伦理问题的领悟和处理能力，并以课题研究的方式强化教学效果，培养医学生对社会问题的领悟和处理能力，培养医学生对社会问题的多维角度思考。例如，在进行"影响流行病的社会因素"的课题时，研究者要进行跨领域、多学科交叉的研究，将人文科学和临床科学联系起来，从临床和卫生政策的角度，进行大量的实证和理论调研。这不仅需要研究疾病和健康的社会决定因子中关键的道德因素，还需要研究医疗卫生工作如何直接促进易感人群、低收入群体的医疗保健等。

国外医科院校通过医学生人文素质教育使医学生成为"优秀的卫生管理人才、病人和社区的代言人、出色的交际家、有创建的思想家、信息专家、掌握社会科学和行为科学知识并能终身学习的学者"，所以，西方对医学人才的人文素质教育以贯穿于专业教育的全过程，并紧密结合医学的人文社会科学问题为特征。

中国的医学人才的人文素质教育还是主要伴随着 1995 年全国高等学校加强文化素质教育试点工作研讨会而发展起来的。会议认为：加强文化素质教育，提高大学生综合素质，是现代社会经济和科技文化发展的客观要求，在今天人文科学和社会科学相互渗透、交叉、融合的趋势下，要克服重理轻文、重业务轻思想的时弊，为高层次人才培养创出一条新路。

教育部《中国医学教育改革和发展纲要》（2001～2015 年）在医学教育改革与发展的指导思想中指出：深化医学教育改革，推动医学教育发展，全面推进素质教育，培养高质量的医药卫生人才。医学教育改革与发展的方针是：优化结构，深化改革，稳步发展，提高质量。提高质量的含义是：根据医学的特点，加强医学生全面素质、创新精神和实践能力的培养，加强并完善毕业后教育与继续教育，不断提高卫生技术队伍的整体素质。上述都把推进全面素质教育提到了改革和发展中国医学教育事业的高度。

在《本科医学教育标准——临床医学专业（试行）》中，对本科临床医学专业教育办学标准中多次提到要加强人文素质的教育。医学生的人文素质如何，不仅意味着我国医学事业的发展水平，而且能折射出整个民族的文明程度。如何加强我国高等医学教育改革中的人文素质教育，是当前高等医学教育教学研究和改革亟待探索和解决的重大课题。

医学人才不同于普通人才，他们有着职业的特殊性，这就要求医学人才在所具备的素质上有了更加特殊的要求。关于医学人才所具备的素质构成，各领域的专家从不同的角度提出了多种见解。在国内教育界，最通行的说法有两种：一种是把素质划分为思想道德素质、文化、业务素质和身体心理素质。另一种则把素质划分为身体素质和心理素质两大类。笔者认为，为了尽可能实现理论严谨与操作方便的统一，应把这两种分类方法适当综合起来。

需要说明的是，这里的心理素质是广义的。它包括人文素质、智能素质和其他个性品质。人文素质包括人文学科和艺术方面的修养、政治思想品质、道德品质等；智能素质包括知识、智力、技能等；其他个性品质则是指气质、性格等其他个性心理特征（图 1-1-1）。在这样的分类体系中，通常所说的"思想道德素质"是广义的人文素质的一部分，而"业务素质"则渗透在人文素质、智能素质及其他个性品质之中，不成为一个独立的类别。

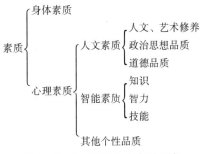

图 1-1-1 医学人才素质要素

在构成素质的诸要素中，身体素质是其他素质的"硬件"基础。在心理素质范畴中，文化素质是基础性的素质，在综合素质的结构中占有突出重要的地位。

中医药人才应当是具备良好的身体素质和心理素质，精通中医理论，能把握中医自身发展规律而不断创新的人。国家中医药管理局前副局长李振吉教授等对名医作出如下定义："名医是指那些在一定时期和范围内，为行业内外公认的医学理论功底深厚、医术精湛、医德高尚、有相应社会影响和知名度的临床专家。"国医大师邓铁涛先生曾经说过："历尽劫难的中医学，20世纪80年代已重新站在腾飞的起点上，正需要一大批真才实学的青年中医作为振兴中医的先锋。这些先锋，对中医有执着的爱，掌握中医的系统理论，能用中医药为人民解除痛苦，有科学头脑，有广博之知识，决心利用技术以发展中医学，并在发展中又反过来发展新技术。"笔者认为，中医药人才是指在一定历史时期和范围内，能够遵循中医临床思维，具备中医系统理论知识，正确把握中医发展规律并不断创新，从事中医教学研究、理论创新、临床救治等工作，推动中医事业发展的所有人的总称。

结合中医药行业的特点，笔者认为在需要做到以下几个方面：

品德高尚，古语说："德若水之源，才若水之波"，德，即品德、道德。具体地说，"德"由四个方面构成：一是政治品德，指辩证唯物主义与历史唯物主义的世界观，社会主义的核心价值观与人生观等，具体表现为善良正直、真诚友爱、廉洁奉公、办事公道、品德高尚等方面；二是伦理道德，指在处理个人与社会之间关系，在处理人与人之间关系时所表现出的思想品德，包括大公无私、牺牲精神、包容性等；三是心理品德，指个性心理倾向、动机、兴趣、理想品德是否高尚，包括：行为动机、性格特征、志趣爱好等方面；四是职业道德，指在从事职业活动中，用高尚的道德指导本职岗位职业活动的具体实践，包括职业上的原则性、事业心、责任感、政策性等。医德就是一种职业道德。

宋代的《省心录·论医》中指出："无恒德者，不可以作医"。《大医精诚》中也强调："凡大医治病，必当安神定志，无欲无求，先发大慈恻隐之心，誓愿普救含灵之苦。"作为中医药人才，最重要的就是要有"医德"。在这方面，荣膺第一届"国医大师"称号的 30 位中医专家作出了榜样，他们不仅医术高明，而且医德高尚。在他们看来，中医不仅是一种谋生手段，更是一种仁术。

技能过硬，即能力或才能、才干、本领。通常是指完成一定活动的本领。能力决定了一个人是否承担得起某项工作任务的工作能力。实践证明，能力具有以下特点：能力具有潜在性，也就是说能力只有在工作中才能表现出来，能力不能离开一定的社会环境和社会实践而孤立存在；能力具有变化性，能力是不断发展变化的；能力具有综合性的特征。

爱岗敬业，即工作尽力尽责，勤奋不息，甘于奉献。古语说"勤能补拙"，从某种意义上说，勤奋的工作可以弥补能力上的不足。勤是工作态度的基本体现。

业绩突出，即工作实绩，是综合反映个人工作能力、水平和努力程度的一个标志。

视野开阔，21 世纪的医学正从原来单纯生物医学模式，转变为生物 – 心理 – 社会的医学模式；从传统的"一个医生，一个病人，一个处方，一个手术"的纯医疗模式，转变为群体保健，预防和主动参与的新模式。中医学从诞生起就"具有人文科学和自然科学的双重属性"。在适应医学模式的转变中，中医既要根植于中国传统文化，着眼于历史的发展和传承，还要从整个科学及其发展的视角，从生命科学本身规律来审视中医，进而充实培养目标内涵。因此，新形势下的中医药人才不仅要具有较深厚的专业基本理论和基本知识，还要具有较强的实践能力，才能承担起发展中医药事业和运用中医药造福人类的重任。随着中医药迈向国际化的步伐不断加快，中医药的人才更需要具备国际化的素质，既要具备良好的创新意识和较强的创新能力，具有坚实的中医药专业知识和现代医疗知识，掌握现代医疗技能，能用中医药理论进行辨证论治，又要具备较深厚的外语功底，有丰富的外语语言知识和外语运用能力，具有双语甚至多语能力。同时，还要有一定的国际视野，了解、适应和接纳异国文化，尤其是异国的医疗风俗习惯，树立文化差异意识。只有这样，才能更好地促进中医药的发展。

二、人文素质教育是医学教育的永恒追求

中医药学相对于西医来说，更加具有文化底蕴，中医有着人文科学和自然科学的双重属性，这也对中医药人才有着更高的人文素质要求。因此，在中医药人才的培养过程中，人文素质教育的重要性不言而喻。

中医药学是中华民族优秀文化的重要组成部分，有着丰富的文化背景，根植于博大精深的中国传统文化之中。中医学是以古代哲学为基础，其中阴阳五行、精气学说、古代朴素辩证唯物主义思想对中医有极大的影响，这些无疑都蕴含于中国传统文化之中。只有将中医学理论放到中医传统文化的背景下加以认真研究

23

解析，全面阐发中医学理论的思想文化基础，探索中医学理论起源和发展规律，才能真正领略中医学内涵。北京中医药大学校长徐安龙教授在谈到高等中医药教育的时候说，中医药高等教育应该秉承"传承创新"的理念，其中，传承即是回归经典的本源，发掘传承，培养真正的中医药人才，使中医药文化经典植根于师生的思想，传承中医的哲学观点，建立中医的思维模式。同时要创新，勇于接受来自世界各地的新技术和新方法，不能墨守成规、故步自封，要借助现代科技推动中医药事业的发展。因此，中医药的现代教育改革当务之急是加强人文素质教育。

当前强调去学习医学思想、观念的演化历史和去思考医学所传承的精神、价值遗产，去关注医学理论源于古典人文精神和宗教的博爱精神具有现实意义，医学人道主义的意识有所淡化。人文精神的失落，其直接的后果就是削弱了大学生对真善美终极价值和对人类社会主体与终极价值意义的热情关注与执着追求。

我国传统中医学教育其实非常注重人文素质的培养，然而，现代的医学教育比较注重学生的专业知识教育而忽视人文素质教育，突出知识的积累，忽视综合能力的培养。加之中医药院校招收的主要是理科学生，造成了中医药院校学生人文素质的根基薄弱。进入医学院校学习后，又局限于医学专业、自然科学以及外语等方面知识的学习，使得中医药院校学生的人文素质教育出现空白。中医药院校的学生本应该是具备扎实文字功底的，在临床教学实践过程中，常发现不少学生语言文字表达能力较差，一般日常应用文、病历书写乃至论文，经常内容杂乱无章、文句不通、缺乏规范。有的学生缺乏基本的社会知识、行为规范和人际交往能力，性格怪异，处理不好人际关系。

随着我国长期以来医学教育模式的转变，相继开设了有关人文和社会科学类的课程，并开设了传统文化、文学艺术欣赏以及人生观、价值观等讲座和课程。但是，人文教育课程还不够完善，这些课程作为必修课的少，作为选修课的多，学科设置存在着很大的随意性，很少兼顾学生的求知需求。中医药院校的人文社会科学课程的比重小，学时分配少，学生人文素质的教育仍游离于医学教育之外，人文传统教育被削弱，医学科技教育取代了人文教育，专业教育基本取代了人格教育。

现有的医学教育方式，在某种程度上沿用了中学生的应试教育方式，专业教师在教学中偏重名词概念的解释、基本原理的灌输，注重对学生技能的训练，强调对学生进行专业知识的传授，忽略了医学专业课程中蕴藏的大量人文科学内涵，不能有效地利用医学知识中的人文素质教育资源，不能使两方面的知识有机结合起来。同时中医药院校的专业教师多是在当代医学教育模式下培养出来的，其学科结构中也存在人文素质知识的缺失问题，因此，专业教师的人文素养也应进一步加强。

现代医学发展的人文转向使得传统文化的人文资源不断受到关注，在构建社会主义和谐社会的实践中，传统文化更加显示出当代价值。首先是传统文化的生命观，对"健康所系、性命相托"的医学誓言来说，儒道文化的生命敬畏与终极关怀都是珍贵的文化资源。其次是传统文化的和谐观，儒家的"和为贵"都是其具体的表述，这些不仅是今天构建社会主义和谐社会的思想资源，也是现代医学人文回归的价值理想。高等中医药教育是实现这一目标的重要渠道之一，要让医学生逐步培养医学发展的和谐意识。如医学与社会的和谐，医学模式的转变都是基于对人的理解的变化，从生物学的人到社会学的人，医学关怀是以人为目的。传统文化中丰富的医德思想资源，也是医学生人文素质培养的重要方面。在传统文化教育方面，可以通过开设传统文化选修课程、专题讲座使之成为人文素质教育的重要渠道。

目前，全国的中医药高等教育均十分重视人文素质教育，大致从以下几个方面入手：

其一，重新树立了适应现代医学模式的教育观。现代医学模式的转变，将人文精神提升到了非常重要的地位。人文精神是高等中医药教育学科不可分割的部分。医学又是一个人文系统，他的研究对象是人、人的生命、人的健康，人与其存在的社会因素、人的生命与其存在的自然因素、人的健康与其存在的自然、社会因素之间都有直接或间接的联系。因此，从事这一职业的人 **25**

还必须具备人文态度、人文知识与人文精神。要加强医学人文精神教育，推动生物医学模式向生物－心理－社会医学模式转变，就必须树立科学教育与人文教育并重的现代医学教育观。

其二，深化人文素质教学内容和课程体系改革。积极探索人文素质教学内容与专业课关联性、连续性和实用性的途径，实现人文课程与自然科学、医学、社会医学相互渗透。加大高等中医药教育在教学内容和课程设置上应对人文素质教育比重，强化"两课"的作用，即进一步加强政治理论和思想品德教育课，特别是对科学发展观，构建和谐社会主义社会为核心的价值观和道德观教育，树立正确的人生观、价值观。适应现代医学模式的转变，调整课程体系，注重人文社会科学课程、医学前沿课程以及医学与其他人文社会科学交叉的课程，通过必修、选修以及系列讲座、专题报告等形式完善人文素质教育。发挥第二课堂的重要作用，广泛开展高品位、多色彩的学术活动、文化艺术活动和社会实践活动，逐步建立第二课程体系。发挥学生社团的主力军作用，开展各种学科竞赛活动，如法律知识竞赛、文明礼仪知识竞赛、基本功大赛等活动，营造良好的校园文化氛围。

目前，北京中医药大学开设的大学生职业发展与就业指导课程，不仅开创了中医药院校人文素质教育的先河，同时也是针对大学生人文素质教育开展的具体的实践性工作，在国内中医药高校中对大学生全程素质教育工作进行了有益探索。

其三，将人文素质列入学生的教育测评体系。目前，大部分中医药院校对医学生素质的评估主要采取量化的手段，而学生的人文素质是无法用量化指标来衡量的。虽然，人文社会科学体系的知识可以用量化考评的方式来考查，但无法显示其内化的程度。学生的人文素质必须通过行为能力展现出来，这需要通过教育过程的积累，潜移默化为人的素质，通过素质的修养促进品格的提高。因此，建立中医药院校学生人文素质的测评体系，将定性指标与定量评分相结合，尽可能全面、客观地反映学生的综合素质，转变教育观念，构建医学生人文素质评估标准体系，有助于把医学生人文精神的重建落到实处。高等中医药教育要帮助学生在专业知识的学习中，获得人文精神力量的支撑，使之化为献身中医药事业的高尚道德情操，这是中医药教育事业的使命使然。对此，将在本书的第三篇作阐释。

其四，大力加强了古典医著的教学。中医古典著作不但富含最有价值的中医药学基础理论与应用知识，而且具有无与伦比的中医药文化素质教育的价值。中医古典医著具有很强的综合性特点，完全对应中医药学的综合特性。加强古典医著学习有利于提高学生的综合能力，而这一能力正是构成中医药文化素质的要素。古典医著有着丰富的方法论内容，构成了中医药学形成、发展的轨迹，是中医药学继承的基础，为此，必须采用强化、回归、不断线等方式全面加强古典医著教学。

对于以上几个方面的工作，不仅仅是中医药院校，国内诸多高校都进行了许多有益的尝试，举措不同，但理念是相近的。

第二章　加强人文素质教育是医学教育的必由之路

第一节　明确人文素质教育目标

人文素质教育的目的，主要是引导学生如何做人，包括如何处理人与自然、人与社会、人与人的关系，以及自身的理性、情感、意志等方面的问题。人文素质教育的最终目的也就是使学生在人类文化熏陶下，正确认识自我，把握社会脉搏，关注人类的现实和未来的前途，从而促进人类文化向学生个体心理品质的内化，进而提高综合素质。

人文素质在广义上指人文学科所创造出来的精神财富及其应用的规模和程度，它包括对生命本身的深切思考以及个体所形成的较为稳定的文化气质、社会修养和行为方式，具体体现在一个人的思想品质、道德水平和文化品味，以及世界观、人生观和价值观。因此，人文素质包括的内容十分广泛，主要有思想道德素质、人文知识素质、心理素质等。

其中，拥有良好的思想道德素质是大学生健康成才的根本保证。当代大学生是祖国的未来和希望，是新世纪社会主义现代化的建设者和接班人，只有加强大学生思想政治教育，帮助他们在人生的最关键时期树立正确的世界观、人生观、价值观，才能使他们沿着正确的方向健康成才。作为医学生，未来从业岗位的特殊性和岗位责任的重要性都要求其必须还具备崇高的理想情操和良好的职业道德。因此，思想道德教育不仅仅是人文素质教育的内容之一，更是推进医学生人文素质教育的基础工程。

同时，培养学生的法律意识、树立学生的道德责任也是人文素质教育的任务之一。人文素质教育中，法律意识的教育是培养学生具有遵从法律、维护法律和依法办事的毅力和勇气，法律意识的教育既是一个民族法制化进程不断推进、现代化进程不断实现的过程，也可以以此凝练民族文化，促进民主和法制的和谐发展，是发展现代化的重要精髓。

人文素质教育当中的法的教育应包含以下几个方面的任务：首先是形成法律信仰。法律信仰是法律在人们精神层面上的贯彻，它是在物质层面上的法律制度、法律规定内化为人们精神上的认同而形成的心理需求和行为准则。如同宗教信仰和其他的信仰方式一样，法律一旦上升到信仰的层面就会与人们的个体体验相互融合，成为人们原有知识结构当中的方法论原则，自觉成为人们的行为指南和生活习惯。其次是培养法律素质。法律素质是法律知识的集中体现，它自身又是自觉选择依法、守法行为的法律行为的内在决定性因素，因此法律素质是法律内在精神和外在行为相互统一的关键。由于社会主义市场经济和现代社会观念的影响，公平和正义等观念已经为人们普遍接受，在面对一些问题时也能够作出相对理智的选择。但具体到行为的过程中，观念的选择和行为的选择之间仍然存在一定的差距，特别是当涉及自身的利益时，这一选择就需要更高的法律素养予以支撑。再次是提升应用法律的能力。高校的法的教育不能仅仅停留在理论层面，更为关键的在于如何使理论的能力真正上升到学生的实践能力，能够为其在社会生活当中提供法律武器。法的精神的培养作为高校人文素质教育的重要任务和目标，不仅要让学生学法、懂法、知法，更应让这些知识转化为信仰、素养和能力，如此才能够真正承担起为国家和社会培养出法治公民和法治英才的重任。

道德教育被看作是医学人才人文素质教育更为重要的内容。道德教育从内容到实施都需要以某种"道"的引导予以实现，所以相对于法的教育，德的教育更为艰难，也更为必要。梅贻琦先生在《大学一解》中将人格予以三分，即"知""情""志"三个方面，但目前高校学生所呈现出来的状态是知识储备丰富，而

29

在德情和志向方面却没有体现出高等教育所应实现的目标。《大医精诚》亦要求医者要有高尚的品德修养，以"见彼苦恼，若己有之"感同身受的心，策发"大慈恻隐之心"，进而发愿立誓"普救含灵之苦"，且不得"自逞俊快，邀射名誉""恃己所长，经略财物"。文中明确地说明了作为一名优秀的医生，不光要有精湛的医疗技术，更要拥有良好的医德。对于在医学院校开展的道德教育，笔者认为有必要从以下三个方面着手：

首先，是让学生学会关爱生命。针对中医药人才的人文素质教育，不仅仅是以帮助学生更好地生活为目的，而是要帮助学生更好地理解生命、尊重生命，应该让学生明白何谓好的生活、幸福的生活和完善的生活，真正的幸福和完善的生活绝不是恣意挥霍的生活，也不是任意践踏自己和他人甚至是其他物种的生命。自身的生命是宝贵的，生命对于每个人来说只有一次，对于如此宝贵的生命应该珍视和善待，一些大学生拒绝生活、毁灭生命的行为本身就是对自身生命的不负责任。同时，应善待他人的生命，尊重他人的生命与自我的生命都是同等意义上的生命体，尊重自身的生存权和发展权也要以尊重他人的生存权和发展权为前提。只有在对自己生命的尊重的基础上，才能够更好地去尊重别人的生命，更好地理解并救治患者的病痛。

其次，是要让学生懂得与人为善。善可归于中国传统文化当中高尚的伦理道德范畴，中国哲学所讲究的仁、义、理、智、信五德从根本上来说都是善。对亲人、朋友、陌生人的关心和善待，这是一种高尚的道德观、人生观和价值观。中医讲究"医者仁心"，这其中包含着诸多层面的内容，如仁即仁者爱人，爱人包含爱自己的亲人，而孝悌是中华民族的传统美德。"老吾老以及人之老，幼吾幼以及人之幼"，亲人之间的孝悌也应传递给他人，爱人也包括爱朋友，朋友之义是一种高贵的情感；爱人也包含爱陌生人，"己欲立而立人，己欲达而达人，己所不欲勿施于人"，这是道德教育的重要内容。

再次，是要帮助学生培养个人利益与社会利益结合的责任感。培养大学生对自己负责、对他人负责、对社会负责、对民族负责、对国家负责、对未来负责的态度，一直是医德教育中的重要内容。包括将自身自觉与所处集体的社会利益结合起来，让学生通过学会集体生活，以及班级、年级、学校等团体活动树立集体主义的价值观；同时更要坚持爱国主义传统，让学生将自身的利益放在民族、国家的大视野当中去看待，自觉实现自身与国家利益之间的同呼吸、共命运，在面对国家利益与个人利益冲突时，能够自觉以国家利益和民族利益为重，而不计较个人得失；更应自觉将自身的短暂需要与社会未来发展的长远需要关联起来，以面向未来的发展理念处理两者之间的矛盾。例如，在医生与患者的交流过程中，如何在利益诱惑下进行选择等。

人与人之间进行交流首先是以知识的形态呈现的，因此，在知识的基础上才可能体现一定的素质。构成文化素质教育的基础知识包括本民族所特有的语言、文字、传统文化、疆域、历史发展等内容，这些内容都是具有强大思想力的前人学者的生活阅历、人生智慧和思想体验结晶，对这些内容的把握不仅有助于当代学生形成对于真、善、美的历史体验，更使其具备对一些事件进行分析和理论研究的基础，进而能够提高其对社会现实的理解。这也是文化素质教育所要达到的目的之一。

人文素质教育还有另外四个目的：

第一，将文化知识转化为一种文化素养。知识并不是素养，而只是材料，是当需要使用的时候能够从头脑当中拿出来的现成结论。知识相对于一个人的思维和行动来说，如果不能转化为素养或素质，那么只能是外在的东西，只有知识转化为素养才能成为一种内在的自觉选择。在获得各种文化知识的前提之下，如何帮助青年学生实现从知识到素养的转换也是文化素质教育的重要目标，这就需要通过教育的方式达到某种内化和同化的过程。因此，知识性的灌输不是目的，如何达到价值上和思想上的认同才是真正的目标。

第二，要求受教育者具有相对合理的智力结构。文化素质教育不仅包括社会科学教育也包括自然科学教育，也就是说帮助学生形成对自然、社会、人生的正确而科学的认识，在此基础上形

31

成较好的语言表达能力、身体感受能力、运用感觉能力和审美能力等都是文化素质教育的重要目标。

第三，要求受教育者拥有实践能力和实践意识。文化作为一种精神气质层面的内容，需要通过社会实践活动才能影响现实的行为，真正的文化素质要在社会生活的实践活动当中才能加以检验。在实践当中，学生才知道什么是美、什么是善、什么是探索、什么是前进，现实的实践活动使学生们的文化知识转化成为文化气质和文化素养，现实的实践活动也才能检验学生们在学习过程当中所形成的知识、文化、素养和心理状态。

第四，希望受教育者具备良好的思维能力。文化素质教育在获取文化知识、形成文化素养的同时，还以训练人的思维能力为目标。思维方式和思维能力是在不断学习和实践活动当中形成的。思维能力包括逻辑思维能力、形象思维能力和辩证思维能力。逻辑思维能力需要在自然科学知识和社会科学知识学习的基础上，从中把握事物变化发展背后的不变规律，通过抽象把握事物的本质；形象思维能力更多来自于对外界的经验观察和对艺术等审美体验当中所形成的对事物状况的形象揭示；辩证思维能力是能够运用运动、变化和发展的思维来认识世界，在变化中、系统中和过程中把握世界的本来面貌。这一系列思维方式的培养是文化素质教育的重要目标。

总的来说，中医药人才的人文素质教育目标可以确定为：树立正确的中医药价值观，认识中医与社会的关系，培养职业道德情感和规范道德行为；依靠人文的知识和方法，拓展职业技能，培养协作精神、创新能力和社区管理能力。最直接的目标是培养和塑造中医药人才的医学人文素质。除了表现为热爱祖国、品位高雅、科学审美、乐于合作和关注社会等普遍意义上的目标外，更主要表现为对患者及每个人的生命价值、医疗权利和健康利益、人格尊严和人生需求予以关注、关怀和关爱的思想情感和价值观念。领悟到在将来的临床医疗、科学研究、制定卫生政策时都必须弘扬和践行医学的人文精神。在临床医疗中，不能以疾病为中心，而要以患者为中心。不仅要帮助解决人的"病"，更要重视在病痛中的"人"。

第二节　深化人文素质教育内容

结合前面提到的人文素质教育的目标，中医药人才的人文素质教育内容可以概括为思想道德教育、文化艺术教育、身心健康教育、职业规划教育四个方面。

一、人文素质教育的核心：思想道德教育

新时期的高等中医药教育要培养高素质的中医药人才，这是一项长期而艰巨的任务，其中最为关键的是学生的思想道德素质培养。思想道德素质决定人的发展方向，是人文素质教育的灵魂，它不仅是一种信念，也是一种做人的准则，更是一种支持中医药学生为中医药事业奋斗的强大动力。

长期以来，中医药人才的思想道德教育一直以思想政治理论课为基础开展，其内容多是中学思想政治课的简单重复，缺乏适应性、前瞻性，许多观点老化，偏重于对社会主义德育共性的阐述，而忽视了针对医学特别是中医学的特殊性内容，抽象的理论阐述较多，生动、有趣、新鲜的内容较少。随着教育理念的不断进步，目前中医药人才的思想道德教育已经开始逐步脱离单一的思想政治理论课程教学的模式，教育内容也由以前单一的政治教育深化为思想道德理念的教育。逐渐重视医学生的特殊性，把培养医学生关爱生命、救死扶伤的人道主义精神，以及高尚医德等内容与思想政治教育融为一体。

（一）树立社会主义核心价值观

2006 年党的十六届六中全会深刻揭示了社会主义核心价值体系的内涵，明确提出了"社会主义核心价值体系"，学界对社会主义核心价值观的概括展开了深入探讨。2012 年 11 月中共十八大报告明确提出"三个倡导"，即"倡导富强、民主、文明、和谐，倡导自由、平等、公正、法治，倡导爱国、敬业、诚信、友

善，积极培育社会主义核心价值观"，这是对社会主义核心价值观的最新概括。

社会主义核心价值观，是对社会主义价值的性质、构成、标准和评价的根本看法和态度，是从主体需要和客体能否满足主体需要以及如何满足主体需要的角度，考察和评价各种物质的、精神的现象，及主体的行为对个人、无产阶级、社会主义社会的意义。

通过对社会主义核心价值体系基本内涵的深刻认识，采取积极措施，可提高当代中医药人才的马克思主义理论水平，增强他们的中国特色社会主义理想信念、民族精神和时代精神，提升他们的思想境界和道德水平，更好地促进其健康成长与成才。因此，中医药人才思想道德教育与社会主义核心价值观教育中最基本的内容要相契合。

（二）弘扬人道主义精神

医学技术的进步不是荒漠上开出的花，它缘于公众社会将医学作为一项公益事业的巨大支持，本质上是公众对生命的珍爱与敬畏。因此，中医药人才必须要大力弘扬人道主义精神，唤起对一切生命体的敬畏。只有立足于对生命的敬畏，医学生才能倾其所爱与这个世界的其他生命建立起一种灵性的、人性的关系，才能真正体会到作为医生的使命，才能唤起他们对救死扶伤的人道主义精神的执守，唤起他们给人类的生活带来幸福和尊严的向善动力。由此可见，培植医学生的职业价值、态度、行为和伦理，培养他们对生命的敬畏感和救死扶伤的人道主义精神，是思想道德教育的重要内容。

（三）形成高尚的道德情操

人们总说知识就是力量，而在一定情况下，道德品格更是力量，因为道德品格与价值观念的传递在教育和社会教化中的极端重要性是不言而喻的。道德品格与情操的养成是一个世界性的问题。从古至今人们对此做了大量的探索，特别是在当今社会全球化、网络化发展迅速的情况下，道德教育的重要性和难度都加大、加重了。为着力解决学校德育面临的新的特殊难题，我国提出了《关于进一步加强和改进学校德育工作的若干意见》《中共中央关于改革学校思想道德品质和政治理论课教学的通知》《中国普通高等学校德育大纲（试行）》《公民道德建设纲要》，以及中共中央、国务院《关于进一步加强和改进大学生思想政治教育的意见》等新的举措。然而，实际操作中却仍然存在着诸如费时多、收效微等困难。

当前，学者们认为新的道德教育应当培养学生正视人与社会、自然，人与历史、世界的关系，不仅重视对他人、对民族、对国家的责任感，也重视对世界、对人类的责任感。而解决这个问题的关键不在于增设课程、增加课时；更不在于空喊道德口号，跟潮追风，搞一阵子，刮一阵风，掀一次高潮，朝令夕改；而在于如何改革内容、改进方法，使之联系社会实际，贴近学生生活；在于以道德情感为中介，沟通道德认知和道德行为，创设环境，促进发展，用更丰富的指标评价学生，引导学生在原有基础上不断进步，把德育过程认识水平的提高、情感态度的培养和行为习惯的养成结合起来，把德育的全面性、系统性和切入点结合起来；更为重要之处还在于要把德育的关键点放在师德、校风与形成学校特色紧密结合上。总之，道德教育绝不仅仅是政治思想品德课的责任，而是各科教学和实践活动都应承担的责任；不仅要重视正式课程的作用，也要重视非正式课程即隐性课程潜移默化的作用，进而形成学校、社会、家庭和学生自我四位一体的道德教育局面。

（四）培养仁爱之心和社会责任感

医学乃仁学，这是古今中外医家、政府和社会都认同的，医学研究和服务的对象是人，医学的宗旨是治病救人、增进人类的健康。因此，医学更强调对医疗技术的热爱与对患者的热爱两者的统一，一方面用医术去解除患者的痛苦，或者减轻患者的痛苦；另一方面因缺乏更为有效的治疗和缓解病痛的手段，更注重对待患者的态度和行为方式，通过对患者的同情、关心、安慰等，给予患者情感的关照，即施"仁爱"于患者，舒缓患者的精神压力以达到有益于躯体疾病康复之目的。社会责任感对医务人员的行为具有很强的约束作用。一旦意识到自己的行为违背医德要求时，就会产生一种责任感，一种发自内心的要求，对符合道德要求的动机予以肯定，对不符合道德要求的加以否定。人们常说的"良心责备"、感到"内疚"，当然也包括"问心无愧"等，就是这种内在的精神力量起作用的表现，它促使医务人员改正医德行为中的缺点和错误，积极挽回不良影响，不断提高医德水平和道德修养。

针对医学生的思想政治教育，应当增加医学史、医学伦理学的内容，汲取古今中外医学丰厚的"仁学"素养，特别是创造性地继承和发展中国传统医学中的"仁学"精神，发挥更加务实、高效的作用。我国自古便有"济世救人，仁爱为怀"的人文主义思想，"医乃仁术""无恒德者不可为医"，这些座右铭式的劝诫在早期的《黄帝内经》、唐代孙思邈的《大医精诚》、宋代林通的《省心录》、明代陈实功的《医家五戒十要》，直至民国宋国宾的《医业伦理学》等论著中随处可见。应该说，人文主义思想渊源在中国已有了将近三千年的历史。继承和发展中国传统文化中的人文精神，既要精心吸取和利用其与时代合拍的内容和内涵，同时也要推进传统文化精髓与时俱进。将得到创新、发展和升华的人文精神不断引入医学教育中，用充足和富有时代意义的人文精神去抚养和孕育新的医学教育模式，从而填充缺失人文的空间，改变困境，使人文学成为现代医学中不可分离的有机组成部分。

二、人文素质教育的基石：文化艺术教育

很多医学院校都将全面系统地学习中医文化看作是医学院校实施人文素质教育不可忽视的重要方面。究其原因，主要是由于中医来源于中国传统文化，中国古代的哲学、地理、天文、数学等人文、自然、社会科学的优秀成果，共同孕育了中医文化。同时，中医文化的包容性及其丰富的内涵也为医学人才的人文素质

教育提供了天然的沃土。

中医文化是融合了多元素知识而形成的综合知识体，是中国古代哲学、人文科学、古代天文、气象和早期人体科学等方面知识的有机结合。中医药学科的发展过程，就是一个不断吸收哲学、人文科学和自然科学成果的过程。在中国各个历史发展时期，中医学都深刻地反映了当时社会哲学、人文社会科学以及自然科学的发展水平。传统中医文化的内涵极为深奥，儒、道、释的珠联璧合，天人合一的整体观，阴阳五行的思维方法……在几千年的中华文明发展长河中，正是勤劳智慧的我国古代先哲以及孜孜以求的医药学家，为孕育、创造和发展中医文化作出了巨大的贡献。

当然，中医文化有广义和狭义之分。广义的中医文化涵盖了整个中医学学科体系及与之密切相关的各种文化形式和文化活动。狭义的中医文化仅指与中医学学科相关的知识、理论、技能和医疗实践活动。2005年8月召开的全国第八届中医药文化研讨会，首次明确了中医药文化的含义：中医药文化是中华民族优秀传统文化中体现中医药本质与特色的精神文明和物质文明的总和。

中医文化贯通古今，兼容并蓄。融合了中国传统儒、释、道等经典论述，同时吸收了诸子百家的合理要素，借鉴了天文、数学、自然、历法等自然社会科学知识，兼有自然、人文等多重属性，植根于民族文化发展大环境的沃土之中，汲取养分，逐渐枝繁叶茂。

我国哲学强调自然界是一个普遍联系着的整体，提出天人相应、天人感应等思想。中医理论认为天人合一，人与自然和谐统一，在预防保健，以及防病治病方面，持注意调整阴阳的平衡观，把人当作核心，注重以人为本。如《素问·至真要大论》就有："谨察阴阳之所在而调之，以平为期。"明代学者张景岳感慨中医的博大精深，曾言："其文意高古渊微，上极天文，下穷地纪，中悉人事。大而阴阳变化，小而草木昆虫、音律象数之肇端、脏腑经络之曲折，靡不缕指而胪列焉。大哉至哉！垂不朽之 **37**

仁慈，开生民之寿域。其为德也，与天地同，与日月并，岂直规规方术已哉。"文化教育的重要性由此可见一斑。

中国古代教育体系中，诗、书、礼、易、乐、春秋这"六经"中，便有《乐》经。《周礼·保氏》亦记载："养国子以道，乃教之六艺：一曰五礼，二曰六乐，三曰五射，四曰五驭，五曰六书，六曰九数。"认为人才是需要懂音律等艺术的。现代著名教育家蔡元培先生也认为，艺术教育除了直接的审美功能外，还具有"辅德""益智""健体"的功能，对促进学生的全面发展具有重要作用。当今社会，艺术教育观念发生着深刻的变化，关注人本身的存在价值已重于单纯的技术之道，其终极目的则是倡导在完整的教育制度下塑造完整而健康的人。艺术及其教育可以培养人们树立正确的审美观念，提高审美能力，激发其对美的爱好与追求，塑造健全的人格和健康的个性，并能有效地调节人体自身的生理功能，促进大脑协调发展。美育不仅是人类认识世界、改造世界的重要手段，也是实现人类自身美化、完善人格塑造的重要途径。美育有着独特的功能和作用，这是其他教育所无法替代的。培养人、提高人的素质，最根本的问题是要提升人的精神境界。美育的最终意义，就在于使人的情感得到陶冶，思想得到净化，品格得到完善，从而使身心得到和谐发展，精神境界得到升华，自身得到美化。音乐、美术等艺术教育，能使医学生的审美能力得到提高，促使学生在认知、情感、意志等方面全面、和谐、健康地发展，并且有利于医学生发展感悟力、想象力、创造力和形成不断获取新观念的能力，为医学生的成才奠定良好的基础。

针对中医药人才实施文化素质教育，就应当形成以中国哲学、文学、史学为基础，以中医典籍、中医名家、中医文化、艺术和美学素质教育为主要内容的教育体系，提升学生的文化素质。

三、人文素质教育的重点：身心健康教育

　　1957 年 11 月 29 日，时任清华大学校长的蒋南翔，面对已经

76岁高龄但却依然面红身健的马约翰时提出："我们每个同学要争取毕业后工作五十年。"在高等中医药教育中，身心健康教育不仅是要强调学生加强身体锻炼，提高身心素质，更应该有针对性地开展传统体育教育。在中医药院校，以传统健身功法为核心，开展身心健康教育有着得天独厚的优势。中国的传统健身功法不仅有强身健体的作用，更强调身心和谐。将传统体育教育融入人文素质教育中，不仅能够提升身体素质，还能够起到促进身心和谐的作用。将传统养身功法与现代体育有机结合，使民族传统养身功法融于学校体育教育中，不仅能为学校体育的发展增添活力，而且还为广大学生了解中国传统文化打开了一扇窗。

北京中医药大学专家根据易筋经、五禽戏等传统健身功法的不同特点，结合中医学五行配五脏理论，编创了独具特色的"中华传统健身操"。通过与第八套广播体操对比研究显示，练习"中华传统健身操"不仅能够强身健体，还能够加强对中国传统文化的认知，这也为人文素质教育提供了一条新思路。

除了具备良好的身体素质，良好的心理素质也是内化科学文化知识的必要条件。众多学者对大学生的心理健康状况研究结果表明，大学生的心理健康状况要远远低于同年龄阶段的其他群体。医学院校的大学生，由于课程专业性强，分科细，学习要求严格，课余生活单调，其心理健康状态更有一定的特殊性。

教育提供给学生的文化知识，只有通过个体的选择、内化，才能渗透于个体的人格特质中，促进个体从幼稚走向成熟。中医院校学生的心理特点，促使教育者要不断地对心理素质教育进行探索和实践，摸索出符合中医院校实际的、切实可行的心理素质教育模式，帮助中医院校学生树立心理健康意识，优化心理品质，增强心理调适能力和适应社会的能力，进而使其能够更为积极地面对学习、生活中的各种困难，顺利完成学业，成长为具有创新精神和实践能力的高素质医学人才，实现自身价值。

国内高校的心理健康教育逐渐形成了符合国情的教育模式。例如，做好心理委员、心理社团等骨干队伍的建设。通过对学生骨干的培训和培养，依靠他们在同学们中的影响，开展更多形式多样、内容丰富的心理宣教活动，使更多的同学掌握心理调适的技术，提高自身的心理素质。并通过定期进行学生心理普查，建立学生心理档案，根据学生在校读书期间的心理和行为发展变化情况，不断进行跟踪调查，经常进行分析研究，从而使该模式不断充实和完善。

不可否认，大学生心理素质教育是一项专业性很强的工作，需要具有一定心理学专业知识的教师完成。为了使这项工作顺利开展，很多高校都配备了具有心理学专业素养和实践经验的专职教师，或者选送教师接受规范、系统的培训，有的还积极拓展心理素质辅导兼职队伍，择优吸纳素质好的优秀辅导员进行相关培训，充实到心理咨询员和心理宣教工作队伍中来，从基层落实心理素质教育工作，形成了我国的高校心理健康教育工作格局。

中医学对于心理健康的理解有其独特之处，中医学经典提示人们，世间万物有一种最理想的状态，那就是"中和"的状态，人的心态也是如此。因而，中医心理学要人们注意防止过激的情绪，提倡"中和"的心态，并提出了情志相胜等理论。传统的易筋经、五禽戏、太极拳、八卦掌等对于精神调摄也很有成效，中医的"治未病"理论更是与心理危机的预防有异曲同工之处。东西方在文化上的巨大差异决定了在某些应用心理学方面，西方较为成熟的心理学理论和方法，并不一定完全适用于东方人。这是由于各个种族在不同的生态环境和文化环境中长期生活、演变，经历了各种灾难和痛苦，历史的进化和遗传促使各民族保留了不同的环境适应模式和习惯行为方式造成的。中医心理学思想和治疗方法均来自于中医学思想，同时也与中国历史文化发展密切相关，中医心理学结合了中医理论体系和中国传统文化思想，在心理健康教育方面拥有着很好的"本土契合性"。北京中医药大学在心理健康教育中，就将中医心理学的思想，以及中国特色的心理健康教育和心理干预方法融入其中，起到了较好的效果。《素问·上古天真论》讲："恬淡虚无，真气从之，精神内守，病安从来。"就是心理健康的一个重要守则。从课堂中的中医文化教育，到第二课堂中开展传统文化节；从编制有中医特色的中华传统健身操，到对心理亚健康人群开展中医心理干预，均将中医心理学的思想贯穿其中。北京中医药大学连续多年在北京市高校中的学生心理健康水平处于较好的状态，持续 7 年没有发生过因心理健康问题而导致的极端事件，这与学校多年来坚持中医文化教育是分不开的。而在中医院校学习的学生，大都掌握一些中医学的基本知识，这也有助于学生利用所学进行自我调整和自我教育，促进成长。因此，在日常的心理宣教、心理课程、团体辅导中，发挥中医心理学的治疗优势，使学生在专业精进的同时，也受益于中医心理学调适润物细无声的方法。

四、人文素质教育的外延：职业规划教育

从我国各级各类学校教育的培养方案中，基本看不到关于职业与职业发展的相关课程，关于大学生职业规划、职业发展方面的课程近年来在很大程度上是迫于就业的压力才开始进入高校统一的课程设置中。

引进"职前教育"理念，是素质教育中的一个重要组成部分。近几年，医学生就业问题也逐渐成为社会的焦点、难点和热点问题，医学生的就业去向直接关系到人民群众的切身利益，是构建和谐社会的重要因素之一。2007 年国家多部委（教育部、人事部、劳动保障部）联合下发 24 号文件《关于积极做好 2008 年普通高等学校毕业生就业工作的通知》，其中明确指出："就业是民生之本，做好高校毕业生就业工作，是加快推进以改善民生为重点的社会建设的具体体现，是构建社会主义和谐社会的重要内容，是建设人力资源强国和建设创新型国家的必然要求。"新形势下对医学生就业工作提出了更高的要求，医学院校不能再单纯地关注学生的知识体系和临床技能的培养，而是应当系统、科学地通过职业生涯规划和就业指导等工作来提升医学生的整体就业能力，从而实现全面提高医学人才资源的合理配置。

随着我国医学高等教育改革的不断深入，医学生的就业形式发生了巨大变化，主要体现在由以医院为主的临床工作，逐渐扩展为社区医生、保健医生、营养师、销售人员等多种职业。医学

生职业生涯规划与就业能力的培养，需要以学生为中心，树立一切为学生成才和发展的工作理念，予以专业化高水平的职业指导；以市场为导向，按照市场经济和现代社会对人才的要求，对学生进行职业生涯规划指导。具体可通过课堂教学、社团活动、校园文化及咨询工作为载体，结合就业服务与指导工作，使医学生为未来的职业生涯做好准备，帮助大学生在象牙塔中完成社会化过程，同时将职业生涯发展作为医学生人生指导的重要组成部分贯穿于大学教育的始终。

关注自身职业发展是在校大学生的必修课程。中国的教育体制长期偏重于专业教育，对学生的成长教育则在一定程度上有所忽视，而使中国大学生普遍存在职业意识淡薄的现象。当今校园中，许多学生或迷茫彷徨，或沉溺于网络游戏，或出现种种心理障碍，其中最主要的往往是来自于对未来职业的困惑。相当多的学生对未来职业选择与职业发展的基本问题普遍缺少明确的认知。除此以外，学生在自身职业发展的问题上还缺少主动性。虽然大多数的学生都为自己毕业后的就业问题有所思考，但是积极采取相应行动、主动谋划者并不多见，能坚持不懈努力者更是少而又少。大学作为学生走向职场前的最后一站，对即将走出校门的大学生在这个阶段补上关于自身职业发展的重要一课是十分必要的。

引导大学生增强职业发展意识是高校的重要责任。有很多调查均显示，大学生对于大学毕业后去向的种种考虑，大多依赖于父母的安排或受同学、师兄、师姐的影响，很少有来自于学校正规教育渠道的信息，他们在碰到职业选择的一些困惑时也很少向学校从事就业或学生管理工作的专业人士求助。面对这样一群在职业意识教育方面先天不足的大学生，高校必须承担起对大学生进行职业意识、职业发展教育的历史重任。2007 年 12 月 23 日教育部办公厅发出《教育部办公厅关于印发"大学生职业发展与就业指导课程教学要求"的通知》，对各高校开设大学生职业发展与就业指导课程提出了明确的要求。由此，高校将大学生职业发展与就业指导的课程纳入学校人才培养的总体方案中，利用第一课堂的主渠道作用，积极开展大学生职业发展教育，更有效地引导大学生主动关注社会经济社会发展带来的关于职业领域的新变化，了解国家发展战略、宏观经济环境对人才需求状况的变化，增强职业发展意识，明确自身定位，而适应社会需要。

很多高校也在积极创造条件，开展大学生职业发展教育，帮助学生树立职业发展理念，学习职业生涯发展规划的原则与方法，增强自我认知与环境认知，主动寻找并弥补自身能力素质与职业要求之间的差距，积极加强求职技能训练，帮助学生主动就业、顺利就业。

第三节　创新人文素质教育方法

中国高校的人文素质教育相对于西方高校来说仍然处于探索和起步阶段，但在这一系列探索的过程当中，中国教育界同仁已经对高校人文教育有了一定的认识，高校人文素质教育是以课程为载体，以显性教育和隐性教育为方式的综合性教育方式，其内容是社会性的，但实质是精神性、智慧性的，它建立在人文精神的建构基础上，力图实现精神财富和精神力量的传递。因此它的基本内容就有两层：其一是通过人文素质教育继承精神财富，包括爱国主义教育、中国传统文化教育、人类文化精髓的教育，通过这些内容将先人所探索的精神财富继承下来，并在未来的发展当中将其发扬光大；其二是通过人文素质教育获得精神力量，这些精神力量包括面对问题、解决问题的思维方式，如何与人进行社会交往，保持良好的社会心理，形成健全的人格的问题，不但要使得学生"成为人"，更应该成为高智商、高情商两者兼备的人，成为身心全面发展、社会性、道德性和个性全面发展的健全人。因此，中国高校的人文素质教育有较为明确的目标体系和内容特点，对这一系列因素加以总结，对于进一步推动中国高校人文素质教育是十分必要的。

在当前情况下，加强中医药人才的人文素质教育的主要方法有以下六种：

一、调整培养方案，将文化素质教育课程纳入课程体系

人才培养方案是高等学校实现人才培养目标和质量规格要求的总体计划实施方案，是学校组织和管理教学过程的法律文本，对人才培养质量的提高具有重要导向作用，而将文化素质教育课程纳入课程体系，构建科学、合理的课程体系是全面推进文化素质教育的必要条件和前提。文化素质教育的内容应被视为高等教育课程体系的有机组成部分，与专业教育融为一体。只有使素质教育以适当方式进入第一课堂，才能达到既定的目标。虽然知识积累不等于素质提高，但是，有关知识的传授毕竟是素质教育的重要载体，因此，设置相关的必修或选修课程是完全必要的。

根据高校及医学生的特点，高校医学人文课程体系的设计应根据高等医学教育的总体目标及医学人文课程功能的要求，结合医学模式转变和医学生的学习需要，开设一些主干课程。主干课程的设置，应体现重点、综合、全面的具体要求，在课程设置中主次分明，以点带面，要按照课程的不同内容、不同规格来设置。不能认为设置医学人文课程仅仅是为了拓展医学生的人文知识面，医学人文课程的设置要形成体系，按照课程的内在特点，符合课程认知规律，由浅入深，循序渐进地设置课程，并按照医学生人文素质发展状况和学校教育目标要求，科学合理设置医学人文课程，并贯穿于教育的全过程。医学人文课程的设置既要依靠课堂教学，也应该发挥潜性课程的作用。因为医学生的人文素质包括认知、情感、态度等各方面。单一的教育形式，不能起到医学人文素质教育的效果。因此，在抓医学人文课堂教学时，要发挥潜性课程的作用，补充和延伸医学人文课程的作用，实现显性课程与潜性课程相结合，使医学生的人文素质在校园文化环境中得到全面的发展。

二、整合专业资源，将素质教育融入专业教学中

这是素质教育进入第一课堂的另一种形式。专业教育与素质教育的融合是素质教育的有效途径。要充分发掘专业课程教学中的人文因素，充分发挥其素质教育功能。例如，医学本身就蕴涵着丰厚的人文资源，因此，在专业教育中融入素质教育功能，可以说是医学院校得天独厚的优越条件。

从医学生人文素质的实际情况出发，应科学调整和构建医学人文课程体系。在课程体系构建中，应通过对医学人文课程进行分类、筛选、整合，加强医学人文课程与医学课程之间的内在联系，构建出新的医学人文课程体系。医学人文核心课程体系，即"两课"课程体系。培养医学生的思想道德素质，及医学思维、分析和判断能力，为培养医学科研能力奠定基础。

整合医学与人文结合的边缘课程体系，包括文化与科学素质课程等。用医学人文的思维特点研究医学心理、社会和环境等问题，完善和补充医学教育的不足。如中国传统文化、医学史、医院人际关系、临床思维科学、医学心理学、社会医学、大学语文、方法论等课程均属于此范围之内。通过此类课程教学，可以培养医学生的科学文化素质、艺术欣赏和评价能力。

三、营造素质教育氛围，强化"以文化人""环境育人"的功能

高等院校应对环境育人在素质教育中的作用给予充分重视，注重在校园生活中营造浓厚的人文教育氛围，使其发挥潜移默化的育人功能，特别要充分利用第二课堂开展素质教育。这不仅是因为第一课堂的时间有限，而且因为第二课堂本身具有灵活多样、便于参与的特点，可以作为第一课堂的有益补充，开展丰富多彩的校园文化活动。尽管课堂教学在素质教育中具有重要作用，但是并非唯一重要的途径。

素质教育是一个长期的、渐进的过程，除了要保证一定的教

学时数外，还应通过学生社团、校园文化活动等形式，使素质教育更加贴近学生的生活，从而更加深入人心。人才的成长需要良好的环境，文化环境的好坏对学生文化素质的培养具有重要影响。校园文化氛围包括学校的物质环境和精神环境的综合表现，代表着学校的文化品位和格调，而学校文化品位和格调的高低也会影响到学生素质的水平。

从校园文化内涵来讲，不具有学术主导性，它不直接指向医学内容，也不直接决定医学生的学习成绩，它更多的是属于非实体性的医学人文精神文化，如学校制度、医德规范、行为准则等。有人认为，校园文化是学校正规文化之外学习和获得的所有知识和体会，是学校中隐蔽的、无意识的或未被完全认可的那部分学校医学人文精神经验。校园文化是学校通过医学人文素质教育环境，包括物质的、文化的或社会关系结构的，有意或无意中传递给医学生的非公开性医学人文素质教育经验。即大学的历史传统、人文精神、教育模式以及各种讲座、社团活动、文化氛围、课外阅读、校园环境、教师人格影响、诚信教育等。

事实上，校园文化是与学校教学计划规定的学习活动，与医学生通过课堂教学获得的学校经验相对存在的一个概念。学校规定的、有计划的课堂教学为学校主体文化，除此之外，学校的一切文化活动均为校园文化。校园文化活动如管理制度、师生交往、校风班风、生活习惯等，都对医学生人文素质的形成产生一定影响。校园文化作为医学人文素质教育的主要载体，既体现着医学人文素质教育范围内自然影响的属性，也体现着医学人文素质教育范围内社会影响的属性，即医学人文素质教育本身所固有的属性。校园文化对医学生的影响，通常在自然状态下发挥作用，医学生在不知不觉的情况下受到潜移默化的影响，但是，校园文化也是有一定方向、有一定规划、有一些意识对医学生的成长成才加以影响，医学生也会有意识有目的从学校环境中受到教育和启发，校园文化总是处在一种倾向性和预期性的发展变化的情境中，这就是"以文化人"和"环境育人"。

四、加强体验教育，引导学生广泛开展社会实践活动

素质教育带有很强的实践性。要使受教育者把接受的教育信息内化为自身的素质，只有经过切身的体验和躬行实践才可能实现。社会实践为学生提供了通过真实体验提高自身素质的良好机会。通过社会实践，学生能够在接触社会、体验生活中，校正自己的世界观、人生观和价值观。医学所具有的社会性、实践性和服务性特点，则为医学院校通过社会实践开展素质教育提供了便利的条件。

实践可以分为调研型、服务型、专业型。调研型实践主要让医学生针对社会实际问题、亲自了解社会改革和发展现状，对医学生进行医学实践教育，在实践中认识社会，了解医学发展状况和卫生国情。一般分为调研类和考察类等。医学改革主要有医学教育体制改革、医院内部管理改革、社会医疗保健和服务等。医学实践主要围绕医学生学习过程中遇到的主要问题，通过深入实践，并在社会调查、医疗服务、医学知识普及、预防保健等过程中，为社会服务，并解决一些实际问题和学习中遇到的难题。服务型医学实践是通过参加一些医学劳务型的社会服务活动，使医学生在医学服务中磨炼意志，学会坚强，唤起爱心，从而与社会要求趋于一致。医学服务主要到农村为老乡送医送药，到部队与社区为孤寡老人和战士看病体检，到临床工作第一线志愿服务，学会与病人沟通。医学挂职主要是到实习单位、校内各单位挂职锻炼，协助老师做一些医疗管理工作，及在社会一些服务单位挂职锻炼，学一些社会工作，了解社会，服务民众。专业型医学实践是医学生把自己的专业知识与社会需要结合起来，为社会和老百姓做一些实实在在的事情，热心为患者解除病痛。对医学生进行业务训练，重点在学会医疗技术，在医疗实践中为患者服务。例如对社区居民进行卫生宣传教育、常见病的预防和治疗讲座等。如北京中医药大学岐黄志愿服务队，到农村、社区，直接进行医疗知识宣传普及工作，一方面通过健康体检，主要为老百姓

47

量血压、查视力、测体重等，另一方面提供医学知识咨询，如健康饮食、疾病预防等问题。

在这些实践活动中，通过理论指导与解决实际问题相结合，可以提高医学生思想、政治、道德素质；通过集中训练与分散实践相结合，可以培养医学生爱国主义情感和集体主义精神；通过组织引导和实践基地建设相结合，可以培养医学生科研思维和实践能力；通过医学实践与医疗服务相结合，可以使医学生树立高尚医德，学会沟通和人文关怀；通过阶段总结与理论研讨相结合，可以培养和提高医学生综合素质。

五、提倡学生自主学习，进行自我教育、自我塑造

人文精神的培养，关键在于内化，形成个体稳定的心理品质和素质。教育家苏霍林斯基指出："只有能够激发去进行自我教育的教育，才是真正的教育。"在素质教育过程中，学生的主观能动性扮演着十分重要的角色。因此，必须大力提倡学生充分发挥自身的主动性，开展自我教育。大学生在成长过程中，一方面需要接受关于基本价值观念和生活模式的教化，更重要的一方面是自己在成长中"慎独""克己""持志""内省""体验""反思""启悟"。以上这种人之自我建构的实践活动，就是自我教育。

医学生人文素质教育也要在"化"上下功夫。内化是一种主体性活动，内化需要通过实践和感悟，把所学的知识融入自己的文化生命之中。有人文知识，并不一定就有人文精神，推进人文素质教育，绝不能只抓知识传授，要坚持内化的原则，实践锻炼、生活体验、文化熏陶等都是促进内化的重要环节。

在方法上，积极倡导自主式学习，让学生根据教学大纲和教学指导，借助教材和其他工具书、文献资料，结合临床，自主学习。特别要加强对选修课的自主学习。教学内容以学生自学为主，带教老师帮助学生巩固知识，以加深理解。教学组织形式由过去单一大班授课形式改革为以大班课、小组课、床边教学和病

例讨论为主体，讲座、科研训练等为补充。学生边当"医生"边学习，由理论到实践或由实践到理论，充分利用临床条件自主学习，并接触社会，提高素质。

六、注重发挥教师在素质教育中的作用

在素质教育的各种形式中，都须注重发挥教师的示范和引导作用。第一课堂的课程教育，是使素质教育得以扎实开展的重要阵地，因此，教师在教学工作中，应明确其实施素质教育的职责和途径。首先，要转变教育思想和教育观念，自觉地将素质教育渗透于教学过程中。同时，更要注重发挥教师人格魅力的教育功能，将素质教育扩展至非教学关系中。

人文素质教育的成功与否，关键在于高校的人文素质水准。首先要切实提高高校教职员工的人文素质，才能够学高为师、德高为范，言传身教、传道授业。身教胜于言传，应该重视以人为本的理念，狠抓学校的管理与服务，通过教学、管理、服务等，深刻影响大学生人文精神的形成。要积极引导教职员工转变观念，人人把大学生人文素质教育视为己任，全员育人，把人文素质教育渗透到办学活动的各个环节。在教学中教师要启发学生从自身存在的问题出发去完善自我，学会引导学生从哲理的高度去总结、体验、认识、反省自己，人文精神是以追求真善美等崇高的价值理想为核心，以人的自由和全面发展为终极目的的，教师要把学习的主动权交给学生，让学生成为学习的主人；要尊重学生的主体性，引导学生自我完善；要重视个性差异，不能一刀切；要重视人格影响，多渠道提升学生的高尚人格；在管理中要有为学生服务的意识，管理就是服务，管理的本质就是为人才培养服务，在制定政策，做各项工作时要做到人性化，要树立"学生事无小事"的意识，尊重学生的独立人格，尊重学生的想法，尊重学生的爱好和志趣，尊重学生的追求和创造。倡导爱心教育，在严格管理中既严肃执纪，又体现人文关怀。只有牢固树立教书育人、管理育人、服务育人的理念，使学生在校期间就能够

49

感受和体验到"以人为本"的思想，这样当他走上社会才可能更好地贯彻"以人为本"的思想。

第四节　展望人文素质教育未来

近二十余年来，高等院校人文素质教育研究逐渐成为人才培养和素质教育的主导，理论研究与实践探索方兴未艾。高等中医药院校在中医药人才培养当中，不断探索自身发展的同时，也逐步建立了各具特色的体系模式，各个高校都进行了许多有益的尝试，也取得了一些可喜的成绩。

欣慰之余，冷静反思，还有必要研究如何才能将文化素质教育提到一个新的水平。从理论研究上看，对人文素质教育这一新的教育思想的研究有待深化。不少研究是对一个或几个学校人文素质经验的总结，理论还不能完全回答现实所提的问题，还有待上升到理性思维的高度，还需要从规律的角度去探讨人文素质教育的实施和运行。从实践上看，人文精神和科学精神的有效融合，文化素质教育和思想政治教育的有机结合，校园文化建设的深入发展，教师队伍文化素养的提高，文化素质教育的制度建设等，还都有待于在实践中解决并使之完善。

高等中医药院校发展人文素质教育是一个系统工程，不可能一蹴而就，也不是朝夕之功。既要解放思想、转变观念，又要立足实践、谋求发展。在进一步展望中医药人才人文素质教育时，有以下几点值得思考：

一、营造氛围，校园文化与中医文化的结合

中医药文化建设是中医药事业发展的原动力。一所大学的文化特色是学校的品牌和形象，它充分体现了学校的办学理念和宗旨，更是高校办学的重要的内容。作为培养高层次、创新型中医药人才的高等学校，应通过举办人文学术讲座、艺术选修课、社会实践、文艺晚会、营造教室寝室餐厅文化等丰富多彩的校园文化活动来提高中医大学生的人文素质。以北京中医药大学为例，

多年来，学校坚持开展"中医大讲堂"系列讲座活动，邀请校内外名老中医、教授与在校学生面对面交流。此项活动不仅加强了校园文化建设，弘扬了经典，而且为培育人文精神，传承大师医德，展示名医风范，营造充满活力和创新思想的学术氛围搭建了良好的平台。中医药院校应充分利用源远流长的中医药文化来构建校园文化特色，突出体现中医人文精神；通过弘扬博大精深的中医药文化，使大学生潜移默化地接受传统人文精神的熏陶，增强对中医药事业的归属感和使命感，更好地营造中医文化氛围。

二、综合发展，专业知识与文化素养的结合

高等中医药教育作为中医药事业的重要组成部分，也是我国教育体系的一个重要组成部分，既具有普通专业教育的共性，又具有自身的人文特点与文化品质。对学生进行文本的经典阅读、文化典范的熏陶、文化礼仪的传承，是时代的呼唤。要培养具有中医思维方式的中医药人才，应当加强中国传统文化的学习，强化中医人文精神的培养，让学生学会辩证思维、整体思维、中和思维、逻辑与非逻辑思维、意象思维、哲学思维等，这样学生才能真正理解中医理论的深刻内涵。在课程设置上应增设中国古代哲学、自然辩证法、中国传统文化概论、中国古代历史和古典文学等传统文化课程，使医学专业教育与传统文化教育相互渗透，全面提升学生的中医传统文化素质，养成独特的中医思维方式，从而把握中医理论精髓，提高研习中医的兴趣。在课程体系中还应适当增加中医药经典著作的授课比例。

三、德艺双馨，医德修养与医术水平的结合

医德是中医药院校人文素质教育的重要内容之一。医学的人文性是医学的内在本质的规定。许多年来，在医学技术上花费了大量的精力。但是相对而言，医学的人文教育仍显不足，以至于培养出来的许多年轻医生，可能会忘记了医学的宗旨是为了病人，不了解自己肩上的责任。

进行医学人文精神的教育，自古就有，但在当代似乎又成为　**51**

提高中医学生医德修养的一个新思路。古人说"医出于儒"就是很好的佐证。我国传统医学中对医德有很好的阐述。东汉张仲景在《伤寒论·自序》中明确提出"精究方术"是为了"上以疗君亲之疾，下以救贫贱之厄，中以保身长全，以养其生"，这是对医学目的、性质很好的论述，比较集中地体现了"医乃仁术"的思想。医德实践在中医大学生的学习生涯中有着举足轻重的地位。只有经过长期、大量、频繁的医德实践，才能形成良好而稳定的医德品质。中医大学生应该早期接触临床和社会，在时间和空间上拓宽医德教育领域。自入学起，就要通过参观医院、见习，社会调查，组织对外医学咨询、义诊、送医送药三下乡等活动，使学生能够在多渠道、多角度、多层次上接触社会、医院和服务对象，接受医德的熏陶和感染。

四、融会贯通，科学精神与人文精神的结合

作为先进教育理念的素质教育，理应是以培养和提高大学生的人文素质和科学素质为目的的，科学教育的有机结合，其根本目的是培养适应知识经济时代的高素质人才，偏重任何一方面而忽视另一方面的教育，都背离了素质教育的本意，都不能够称之为完全的素质教育。深化素质教育就需要努力实现人文科学与教育的融合。

实现人文教育与科学教育的融合，需要从多方面入手，建立合理的人文社会科学课程体系。加强人文教育，首先要将其纳入学校教育的课程体系之中，而且还要使其适合国情、校情，有自己的特色。提高教师的人文素养。提高学生的文化素质关键在于提高教师的文化素养。教师的文化素养提高了，才能有效地在专业教育中渗透人文教育，而没有高素质的教师队伍就不可能培养出高素质的人才。提高教师的人文素养，重要的是要在制定有效措施和建立长效机制上下功夫。只有教师的人文素养提高了，才能以自己的人格魅力影响和感染学生。探索结合专业教育进行人文教育的方法，在专业课教学中促进人文精神和科学精神相融合是文化素质教育有待解决的难题。就如同华中科技大学刘献君教

授总结概括的那样：起于知识、启迪精神、渗透美育、行为互动、营造氛围，以悟导悟、以人为本、止于境界。

笔者由西到中，从古至今，历瞻前贤，广征博引，对高校尤其是对包括中医药院校在内的医学院校开展的人文素质工作进行了学习与思考，目的是从中希望得到更多的有益启示。

第二篇　北京中医药大学人文素质教育探索与实践

　　高校在自身的发展过程中形成独具特色的文化形态，以其独有的魅力发挥着凝聚社会力量、引领社会风尚、振奋民族精神的重要作用。高校积蓄的文化底蕴固然存在着较多的共性，但是从另一个角度看，每所高校的创办背景、历史传统、办学条件、地域特征、学科特点、行业要求、培养目标以及领导班子、教师队伍、学生构成都不尽相同，其形成的文化也是各具特色，而以此文化为基石衍生的人文素质教育环境，便会以其特有的方式感染其中的教育者与受教育者，往复融合，根深蒂固，最终在人们身上打上深刻的文化烙印。

　　中医药文化正是中国优秀传统文化的代表和社会主义文化的组成部分，高等中医药院校是中医药文化传承和创新、教育与传播的重要场所，也是学生人文素质的孕育之地。北京中医药大学是国家"211 工程"建设的高等中医药院校，是直属教育部的重点大学，也是进入国家"985 优势学科创新平台"建设行列的高校。学校以"人心向学，传承创新"为人才培养理念，提出实施"九大战略"、建设成为"六个基地"，其中，"坚持发掘积淀，实施文化塑校战略"、努力成为"传播和弘扬中医药文化的人文基地"，是全校师生共同追求和向往的美好愿景之一。基于此，北京中医药大学在人文素质教育建设理念上，坚持从丰厚的中华文化和中医药文化土壤中汲取营养，建设既保持传统又赋予时代特征、具有北中医特色的大学文化与人文素质教育模式，在人文教育中发挥对人的价值的发现、人的潜能的挖掘以及促进人的个性发展的作用。教导学生在更高的层次上"学会做人、学会做事、学会学习、学会与人相处、学会规划、学会担当责任"，做有"大气、文气、才气、硬气、灵气"的中医学子，构建北中医人的精神家园，以文化人、以德立人，为培养全面发展的高素质中医药人才作出贡献。

视窗：参悟生命的哲理——北京中医药大学"以文化人"纪实

——摘自《光明日报》2012年4月5日

一个人生命价值的高低，恰恰取决于他如何看待别人的生命。为师者，概莫能外；为医者，尤是如此。

——今春，在北京中医药大学调研采访的日子里，我们处处见证着这一至理。

服务百姓，把病人当亲人。

"若有疾厄来求救者，不得问其贵贱贫富、长幼妍媸、怨亲善友、华夷愚智，普同一等，皆如至亲之想……"——唐·孙思邈《大医精诚》

初到北京中医药大学的人，往往找不到学校的行政楼——楼前既没有宽敞的广场，也没有气派的回廊，而是和博士后公寓挤在同一栋楼的另外几个单元里。似乎让人很难相信，这是一所被列入国家"211"工程、"985"工程的重点高校。

"学校成立于1956年，现在的校舍大多还是那时建的，50多年来只是做了一些外装修。要进一些大型实验室设备，我们得反复掂量楼面的承重能力。"学校党委书记吴建伟教授说，"学校条件有限，条件好一点的楼作为教学楼、图书馆和学生宿舍，要尽可能留给学生和老师们"。

"常听人家说，没有哪一所学校的办学条件比这里更差了。但是，就算校园再小、再破，我还是喜欢这里。"2009年入学的针灸推拿学院学生梁田这样说。近年来，不少足以考上国内最顶尖高校的高分考生，选择到北京中医药大学就读。

这所学校的魅力何在？

"两个字——淡定——这所学校的气质。上世纪80年代，在医学院校办药厂的热潮中，我们学校在国内建起了'国医堂'，在德国创办了魁茨汀中医医院；90年代，我们学校没有忙着借钱盖大楼，而是专心办大学，争取进入'211'；进入新世纪，我们学校没有花心思如何上规模、搞创收，而是踏踏实实地建起了国家级的科研、教学团队……这种无形的'气场'，无时无刻不在吸引、影响和塑造着学生们。"海外归国执教北京中医药大学，西医出身的牛建昭教授这样总结自己30多年来的感受。

"在这所学校里，看不到浮躁，看不到奢靡，看不到乖戾。踏实勤奋、艰苦朴素、彬彬有礼是学生们的一贯作风。"这是一位深入调研后的学者对北京中医药大学的评价。"从早到晚，校园里始终可以看到学生们诵读传统文化经典的身影，不仅是医理、医法、医方、医术，还有关于民族兴衰、国家危亡，治国、治家、治己的思想文化精髓。我们常讲，传统文化是中华民族的根脉，是凝聚力和创造力的源泉，是中国人生生不息、团结奋进的动力。在北京中医药大学，我们能更深地体会到这一点。"

《大学》《中庸》《论语》《老子》《庄子》……这是贺娟教授给学生们开出的假期必读书目。

"越是长大，越发现自己很多时候看不透这个世界。疑惑、彷徨，不知道应该怎样选择，怎样走接下来的路。"大一新生秦田雨，和很多同龄人一样经历着青春迷茫。"一本经过千年岁月洗礼的书，能让你产生共鸣，能解开你心中的一个个疑惑，在自己的心里建立一个标准，一个永远不会落伍于时代的标准，让你的心不再空虚，不再孤独……"这是他在研读《论语》后的收获。

"从入学之初，我们就开始大量接触传统文化经典，最初有些不适应，会打瞌睡，后来逐渐读了进去，有所感悟。一个民族几千年积淀下来的学问，是值得她的子孙深思的，不仅是文字，更是深邃的思想和高尚的灵魂。"大四学生王亮说，"在现实生活中，面对生活贫困、就业压力、恋爱婚姻等问题，有很多人经不起挫折坎坷。我觉得，这并不都是心理问题，而是人生观、价值观、责任感的问题，是生活信念与态度的问题。读有灵魂的书，　**59**

会让我们获益匪浅。"

看到孩子们的成长，贺娟教授道出了为师者的良苦用心："我们虽然是一所中医药大学，但在这里，中医药不仅仅是被当作一门技艺来传授的，而是把它融入博大精深的中华传统文化之中，让学生们在学习知识的同时，实现人格塑造。因此，注重传统文化和中医药经典著作教学是学校的传统。不仅要求学生们多读古代哲学著作，在课堂医学知识教学中也融入传统文化教育。比如在《内经选读》这门课上，我会首先讲透道家思想、儒家思想对《内经》理论的影响。"

"科学技术是可以引进的，但是民族文化的精神是不能引进的。一个民族，如果失去了自身的信仰体系，其文化也就失去了支撑。我想，传统文化教育，也正是我们这所大学的灵魂和精神。"国家"973"计划首席科学家王琦教授说。

造福他人，核心价值留驻心田。

"欲济世而习医则是，欲谋利而习医则非。我若有疾，望医之救我者何如？我之父母子孙有疾，望医之相救者何如？易地以观，则利心自淡矣。利心淡，仁心现；仁心现，斯畏心生。"——明·王肯堂《灵兰要览·晓澜重定绪言》

医者仁心，功利的诱惑是最大的敌人。

"你能想象他们期盼的眼神吗？"北京中医药大学博士傅骞动情地回忆起他为偏远地区村民义诊的经历，"当一个50多岁的村民走进来告诉你，这是她平生第一次测血压，不知道是不是最后一次的时候，你会不会因吝惜你的汗水而拒绝呢？我很自豪，因为我的工作改变了他们的人生经历。而他们的质朴、他们的感动、他们的窘境、他们的泪水，也持久地震撼着我的心……"

"我们的教育要培养什么样的人才、怎样培养人才？"这样的思考一直萦绕在时任北京中医药大学校长高思华教授心头。"一心想着怎么挣病人钱的医生，不可能是一个好医生。我们所要做的，是摸索一套适应中医药人才成长规律的培养模式。'纸上得来终觉浅，绝知此事要躬行'。对学生来说，医德的培养、价值观的塑造，要通过文化的熏陶，还要经历实践的淬砺。只有这样，才能成为一个真正的中医人。

在北京中医药大学，学生入学一两年后，就会进入学校的 3 所附属医院、34 所教学医院、33 个社会实践基地展开临床实践。不仅如此，学校还创造各种条件，鼓励学生志愿者社团"岐黄志愿者协会"走进社区、走进打工子弟学校，深入偏远地区、贫困山区展开义诊。

在城市社区，他们为体质弱、子女不在身边的"空巢"老人推拿、按摩，十余年不辍，志愿者换了一茬又一茬，那份不变的热忱却始终温暖着老人们。有的老人搬到其他社区了，他们也都跟随着……

在偏远地区，他们冒着酷暑奔波在各个山村之间，为那里的村民提供最简单却又是最贴心的医疗服务，哪怕自己劳累过度病倒了，也舍不得吃药，坚持把药品留给当地患者……

在打工子弟学校，他们为好奇而又怯生生的孩子们做体检，把那些父母都没注意到患病的孩子紧急送医，而孩子们亲手剪下送来的纸花是他们永远珍藏的礼物；在儿童福利院，无数双小手会把他们紧紧抱住，那些曾经陌生的大哥哥大姐姐，早已成了孩子们的亲人……

每一次不平凡的经历，都是一次医者仁心的洗礼。

"金钱是我们每一个人都会遇到的问题。"李佳霖同学说，"仁者以财发身，不仁者以身发财。不道德的医生会故意让病人多做检查，开出昂贵的药品借以敛财，正是'不仁'的表现。无论在什么时候，我们都要心存善念，谨记医学生誓言，多为他人考虑。"

每一次不平凡的经历，都是一次人生观与价值观的锤炼。

"在喧嚣的世界里，我们往往没有时间平静下来认真思考自己的人生和所追求的理想。功利是一种诱惑，地位、权力，或许每个人都想拥有。但是，归根结底，如何为国家，为百姓做得更多、更好，其实才是最重要的。这样生活，才是最开心的。"尕丽娅同学说。

2012年1月15日，时值春运，北京西客站广场人山人海。寒风中，一个女学生尤其引人注目。她是"岐黄志愿者"叶茹，她拿着几百份自己搜集打印的"订票攻略"发给广场上苦苦等待购票的农民工，并不停地讲解，一遍一遍地演示……

"每年春节回家，买火车票都特别困难。今年为了订上票，我在网上搜集了很多网友总结的'订票攻略'，竟真的订上了！我突然想到，在火车站，一定有很多等待回家的农民工，不知道如何通过网络、电话订票，我该帮帮他们。"叶茹回忆道，"没想到那么多人需要帮助，其中有一个农民工，就是我用手机帮他订到票的！他激动极了，'谢谢'、'谢谢'说个不停……"

自豪和欣慰写在叶茹的脸上。叶茹的举动，把同样的自豪与欣慰留在了老师们的心里。

"中医学是生长在中国传统文明沃土中最贴近民生的一门科学。我们希望学生们继承的中医传统，不仅仅是用毛笔开处方的形式，也不仅仅是望闻问切的方法，更是要传承中医千百年来心怀天下苍生、造福百姓的人文情怀。"钱超尘教授说。

"传统文化的研习，要和新时期社会主义核心价值观教育结合在一起。近年来学校致力于'双色'主题教育——以赤诚红色为代表的爱党爱国教育和以高尚白色为代表的医德医风教育。社会实践、第二课堂和志愿服务都是教育的鲜活载体。"吴建伟教授说，"这样，学生们的传统文化根脉才有现实生活的滋养，他们的理想道德信念和价值观念才更加充满活力。"

目前，"岐黄志愿者协会"的队伍已经超过3000人——北京中医药大学每3个在校全日制学生中，就有一个是"岐黄志愿者"。他们曾两次得到胡锦涛总书记面对面的鼓励和慰问。

在潜移默化中，勇担社会责任成为一种自觉。

"一个志愿者就是一把泥土，但我们存在的意义，不是被淹没，而是与无数把泥土聚集在一起，成就一座山峰，一条山脉，一片群峰。这样的山峰，可以改变风的走向，可以决定水流的速度。这风，就是社会风气；这水，就是文明进程。""岐黄志愿者"谭韦玮同学充满自信地说。

"病无常形，医无常方，药无常品。顺逆进退，存乎其时；神圣工巧，存乎其人；君臣佐使，存乎其用。"——明·李中梓《医宗必读》

因人而异、因时而化，最能体现中医药的整体思维方式。"中医是一个包含科学、人文等各种成分的极其复杂的混合体。中医药的科学研究和人文研究并不截然对立，而是相辅相成的。事实上，从历史上看，中医在漫长的发展过程中，也总在不断汲取当时最前沿学科的成果，丰富自身的内涵。"张其成教授说。

推陈出新，师生们有共同的追求。"若是在'医圣'张仲景的时代，'神农尝百草'就是'古'，如果一味崇古的话，我们后世也就不可能看到《伤寒杂病论》了。"刘彦超同学这样说。"对于祖国传统文化的价值理念、生存智慧、治国方略，我们体认得越深，发掘得越深，我们拥有的价值资源越丰厚，就越能吸纳各种文化精华，让中华文明不断焕发新的活力。"王亮同学说。

"就拿人们谈论最多的中西医之争来说，我认为，中医的优势很多，但也有不足，西医同样也是这样。因此，我们在发挥中医优势的同时，一定要吸纳西医的长处，千万不能盲目排斥。"王庆国教授说。"无论是中医还是西医，首先是医生，怎样做对患者有利，我们就要怎样做。一切要以患者为中心。"

正是这样兼容并蓄的开放态度，让北京中医药大学始终走在科研创新的前沿。

"传统中医所说的'消渴症'，不是糖尿病。"在融汇中西医对糖尿病病理生理认识及其治疗理念的基础上，高思华教授花费20年的时间，采用肝脾肾同治法辨症治疗2型糖尿病，获得国家科技进步二等奖。"在一个中药方剂中，各种药材到底有什么药效、它们究竟是如何相互作用的？"带着这样的问题，王庆国教授采用现代科学技术方法，经过药理学、免疫学的定量分析，揭示草药治病机理，洞悉流传千年、被称为"医方之祖"的经方奥秘，获得了国家科技进步二等奖。

这是很容易读懂的事实：1987年，北京中医药大学在德国创 **63**

办魁茨汀中医医院，德国所有的保险公司为患者负担全部费用；1997年，该校与英国国立密德萨斯大学合作，在西方大学里建起第一个五年制中医本科专业，也是中国高等教育首次进入外国国立大学；2005年，该校与新加坡南洋理工大学合作，开办3＋2生物学/中医学五年制本科教育项目；2006年，该校与伊朗马什哈德医科大学合作，首次招收20名西医学博士来华攻读中医学博士学位。

目前，北京中医药大学已与80多个国家和地区建立了合作办学、办医关系，在全校9300多名全日制学生中，境外留学生超过15%。

周墨轲是众多留学生中的一员，这位美国麻省理工大学教授、北京工业大学客座教授，以60岁高龄来到北京，成了北京中医药大学的一名中医班本科生。"以前的工作是为了挣钱，学习中医药才是我真正的兴趣。"

如何让中医精神历经岁月洗礼仍能熠熠生辉？

如何让传统文化穿越历史沧桑仍能熠熠生辉？

如何让塑造灵魂的教育在人们心中熠熠生辉？

如何让平凡的人生在求索与奉献中熠熠生辉？

面对这些问题，北京中医药大学给予人们的，不是答案，而是参悟。

第一章　"三项改革"，创建大学生人文教育新模式

医学是一个人文系统，他的主要研究对象是人。人的生命、健康与其存在的社会因素和自然因素之间都有直接或间接的联系，中医药也正在向着生物－心理－社会医学模式转变。在这样的大背景下，深化素质教学内容、进行从入口到出口的全过程的调整与革新，就成了高校进行教育改革的必然趋势。北京中医药大学建立的侧重于成才教育的"教育部人才培养模式创新实验区"项目和新开设的《大学生职业发展与就业指导》课程正是在国内中医药高校对大学生进行全程、全面素质教育的工作中进行的有益探索。目前，北京中医药大学已将人文素质教育改革目标渗透到学生培养的全过程，从招生体制改革到培养机制改革再到课程体系改革，一系列的教育改革举措是针对大学生素质教育开展的具体的、实践性工作，并与国内高等中医药院校同行一道探索人文素质教育。当然，任何一个高校为学生提供的教育资源均有其学校特色以及局限性，因此，鼓励学校和学生依据自身需求进行改革。

第一节 选优苗，明指针，人文素质理念引领招生模式改革

一、富有中医药特色的本科自主人才选拔

（一）自主选拔设计

医学高等教育以专业教育为主，只有招收具有浓厚专业兴趣、优秀专业潜质、良好专业基础的人才，才最有可能培养出高水平的医学专业人才。改革开放以来我国中医院校的招生对象均是通过高考直接从高中毕业生中录取，学生之前没有接受过任何中医专业的基础训练，中医传统文化底蕴薄弱，个别人还存在专业选择的盲目性，不利于中医专业知识的学习与人才培养。

北京中医药大学自 2006 年起成为唯一一所具有自主选拔录取资格的高等中医药院校，从单一按分数录取高考学生到逐步探索开展具有中医药特色的自主选拔方式，进行了一系列改革研究。2010 年，学校开展了具有中医药特色的自主招生改革，以突出"中医药人才特色"的选拔方式，更好地招收和挖掘具有中医药培养潜质的学生。从申报条件到复试内容、方式及评价都进行了彻底改革。为此，学校组织知名专家进行了反复的论证与研究；2011 年，在全面分析 2010 年自主复试成绩与最终结果的前提下，分别召开了"命题专家研讨会"和"自主招生师生交流会"，专家们畅所欲言、积极为学校自主招生改革献计献策，经反复论证与研究，对 2011 年自主招生简章进行了全面修订；此后，学校又在论证 2011 年自主复试与生源考核成绩的研究基础上，彻底改变了自主认定录取实施办法。

自主选拔测试的设计应从中医学和中医专业人才的特征与素质等方面进行，其中，尤为重要的是如何通过高校测试评价学生是否具备专业人才的培养潜质，设计过程需要明确以下两点：

第一，中医学专业人才应具备的特征。中医学作为我国医学

的重要组成部分，兼具自然科学和人文科学的双重属性，承担着继承和创新的双重任务。它有自身的学科特点，又与现代医学的研究对象（人体）、研究内容（人的健康、疾病等）基本一致。因此，中医学专业人才应具备的特征主要包括以下几点：一是继承与创新意识。继承和保持中医药学术的传统优势，同时又要有强烈的发展、突破和求知欲望，保持探索中医奥秘的浓厚兴趣；二是合理的智能结构。要掌握人文社会科学、中医学、现代医学及与医学相关的学科知识，并且具有较强的专业技能和解决实际问题的能力，具有自学及不断自我完善知识结构的能力及学术研究和中医药管理的能力等；三是均衡发展，综合素质强。中医药人才应是综合素质突出，且在思想道德素质、身体心理素质及文化素质等方面均衡发展的优秀人才。

第二，中医学专业人才的素质结构也应从以下几方面体现：一是思想道德素质，包括政治素质、道德素质和纪律素质等方面。作为将来要从事医学工作的专业人才，应具有崇高的理想和坚定的信念、良好的医德修养、强烈的社会责任感、献身医学的精神，有强烈的法律、规则意识。二是科学文化素质，主要包括文化素质、智能素质和专业素质。中医专业人才文化素质要求具有广博的医学及相关领域知识基础、崇高的科学精神、较高的文化素养和高雅的艺术审美情趣；智能素质要求是兼具知识、能力、智力的有机结合；专业素质就是掌握并能运用专业及相关知识处理和解决本专业的各种实际问题。三是身体心理素质，包括身体素质和心理素质两方面。中医专业人才既要拥有健康的体魄，以备承受各种繁重的工作和艰苦环境的考验；又要有健康的大脑，以汲取知识和承受繁重的脑力劳动。同时，还要具备稳定的心理素质、优良的个性品质及富有献身精神等。

在明确以上两点的基础上，测试内容才能突出中医专业人才培养特点。

（二）自主选拔内容

根据中医学专业学科特点、人才培养和教育规律，学校对　67

2010、2011 两届自主选拔测试内容进行了全面改革。主要体现在：测试内容突出对学生能力的考查，针对中医专业人才的素质特征与培养特点，取消了自 2006 年起进行的以考核高中基本知识为主的数学和英语笔试，而以突出测试学生的综合素质能力和语言表达能力为目标设计测评内容；测试内容由专业相关知识模块构建，从中医药人才培养的角度出发，将中国传统文化知识、医学知识等纳入测试内容当中。旨在了解学生对中国传统文化底蕴、医药基础知识的理解与认知水平，以期评价其是否具备中医学专业人才的培养潜力。知识模块包括：模块一：中国传统文化知识，包含古代汉语、哲学、人文、历史等方面的知识测试；模块二：医学基础知识，含健康基础知识、中医学基础知识等；模块三：心理素质测评。以上三个模块均以突出测试学生学习潜力和能力为主。

在测试评价的方式与选择上，弱化知识点评价，强调综合多元化。对参加自主选拔测试的考生，改变重复高考单一的试卷考核方式，而以综合性评价为主线，采用多元化评价的方式进行测评，如笔试主要针对中国传统文化、医学基础知识和心理素质进行测评；面试侧重对学生语言表达（含英语表达）、逻辑思维、沟通和认识、分析解决问题能力的测试。从自主招生应面向选拔具有创新精神和专业培养潜质的学生出发，增加软性指标（含思维、表达、沟通及解决问题能力等）的评价权重，考查学生勇于探索的创新精神、善于解决问题的实践能力，及兴趣志向、专业态度。学生测试的最终评价包含笔试成绩、面试成绩、心理素质测评、自我评价四方面。其中笔试成绩占 40%，面试成绩占 60%，心理素质测评和自我评价作为综合参考。此外，还要对学生高中学习生涯进行科学考察，分析学生能力的发展和变化，以保证评价的完整性。

学校自主选拔测试设计严谨，专家全程参与。测试内容改革在经过多次专家论证的基础上，制定了严格的程序标准。在命题、组题、审题、考官、评阅及审核等全过程均有学校知名专家教授参与，并在测试结束后组织专家教授进行了专题研讨。专家们一致认为学校的自主选拔测试改革符合中医药人才的培养要求而且取得了初步成功，从中医药人才培养的角度和传承来讲，真正达到了使那些对中医药感兴趣并充满热爱的学生有了求学之门。同时，也促进了有着深厚中医药家传背景的名家子弟的中医传承。

（三）　自主选拔成效

测试内容改革突出了专业特色，受到学生与家长认可。为了解考生和家长对学校具有中医特色自主选拔测试改革的认识与评价，学校针对自主选拔考生和家长分别设计了调查问卷。其中，61.4%的学生自认为对中医比较了解；98.4%的学生赞同对学校自主招生测试按模块知识考核；95.3%的学生和97.5%的家长认为学校自主招生复试内容设置符合中医药人才的选拔；学生选择报考中医学专业的原因列前三名的依次是：热爱中医学、中医学科有发展潜力和对家人健康有利。

学校对学生测试评价结果及时分析，选拔综合评价突出的优秀学生。参加测试的学生中不仅有着明确的专业兴趣和职业志向，而且综合素质也越来越高。如2010年一名北京考生，为具有保送资格的北京市优秀学生，在自主选拔复试的笔试和面试中成绩、综合评价均为第一名。该生从小立志学习中医，阅读并自学了大量中医理论书籍，跟随老中医每周坐诊。还尝试设计了一套基于中医保健理论的综合护眼法。参与测评的专家们一致认为该生具有良好的中医专业培养潜力。

通过近几年学校自主招生工作的改革与探索，在取得成绩的同时还应继续进行深入研究：

二、研究生招生模式改革

近年北京中医药大学研究生招生改革亦在稳步推进。硕士研究生招生方面，加大了复试的选拔力度，更加注重综合素质和能力方面的测试，努力探索学校不同学科特点、不同学位类型特点招生的科学化选拔方式，着力提升中医药高层次人才的选拔质量。提高了差额复试比例，由 1∶1.3 提高到 1∶1.5。强化能力测试，包括学习能力、实践动手能力、创新能力，重点考查学生发现问题、解决问题的能力，学术型考生科学实验动手能力，专业学位类型临床思维及临床操作能力。加入了基本素质审核考核，包括考生的行为举止、心理健康、社会实践、参加其他社会活动及获奖方等方面的情况，并按照 A、B、C、D 给予分级评定，凡测试为 D 级的考生将慎重录取，其录取必须经过学院层面的考核，才能决定是否录取。

博士研究生招生方面，进一步完善硕博连读考核评价方式。考核分 2 个大组，包括科研能力及综合素质考核。科研能力重点考察学生的学术基础及博士阶段的科研设计、思路和方法，对考试的学术潜质给予全面考察。综合素质考核内容涉及人文素质、心理素质、实践能力、创新能力、应变能力、逻辑思维能力、逆向思维能力、专业英语能力以及学术潜质。考题涉及面广泛，从对文化的思考到对社会热点问题的分析，从对事件现场的模拟到对问题解决办法的思索，结合专业背景充分考察学生语言组织、事物判断、分析问题和解决问题的能力。考核方式包括个人自述、专家答辩、头脑风暴等，同学们对这种将教育融入考核过程，启发思考引导式的考试方式给予了高度认同。

视窗：2012 年 4 月，中国中央电视台《新闻联播》对学校自主考试现场进行报道：

传扬国粹，厚德育人

传承中医国粹，关键在后继有人，北京中医药大学注重传统积淀，为学生成才培育丰厚土壤。

把脉推拿、展示家传技艺，在今年北京中医药大学的自主招生中，有一个专门面向中医世家子弟的选拔计划，这样既能选到好苗子，也能发掘到更多传统中医资源。

自主招生现场：考生给考官把脉（图 2-1-1）

学生入校之后，也会感受到浓浓的传统氛围，大量的历史、哲学等课程，丰富的武术、书法等活动，许多专业直接引入师徒制，从大一开始就安排名医带徒弟。

北京中医药大学校长高思华：把院校教育和家传教育、师承教育结合在一起，按照中医药人才成长的规律来考虑怎样培养真正的中医药人才。

医术相承，医德更要相传。在名医孔光一的诊室，徒弟们感受最深的就是老先生对病人的细致入微。

北京中医药大学于河博士在首都国医名师孔光一教授的门诊上跟师学习，她说：刚才我们是从一点半开始门诊，现在三点半，才看到第四个。因为他们要全面了解病人情况，才能辨证求因，辨证论治。

身教胜于言传，学校的学生志愿者协会也自发制定出一套完善的义诊服务规范，其中一条是：每一位病人的问诊时间不少于20分钟。

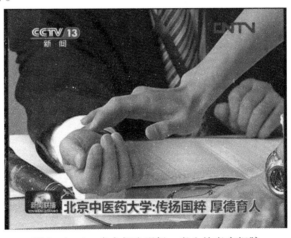

图2-1-1　自主招生现场：考生给考官把脉

第二节　巧施肥，修内涵，人文素质理念推进课程体系改革

积极探索素质教育内容与专业课关联性、融合度的途径，实现中医学与自然科学、社会医学、哲学的相互渗透，调整课程体系，注重学科交叉是这一改革的重点。中医学专业有其自身的特点，其知识结构更强调构建在中国传统文化的基础上，把根基建立在西方文化基础上是不牢固的。而西医学科属于自然科学学科，以数理化为学科基础，二级分科明显、体系清楚，它的课程体系因而十分完备和清晰，由基础课、专业基础课和专业课构成，对于经过十余年现代基础教育的高中生来说，接受起来十分自然和顺畅。中医相比于西医，是一门更加综合的学科，在其形成和发展过程中，由于受到中国传统文化的深刻影响，具有明显的自然科学与人文文化双重内涵，其根源是中国的古代哲学、天文学、儒学、道学等。而现有的中医专业课程体系中这部分基础课程缺失，与我国大学生在其中学阶段建立的知识体系相比具有相当大的异质性。因此中医药院校课程体系的改革也势在必行。

北京中医药大学的课程体系改革以课程整合为核心，从中医药人才所需知识结构出发，借助先进的教育思想和方法，建构更加科学严谨、更符合中医药人才成长需要的课程体系平台。同时，致力于开创多学科协调发展的育人格局，探索培养中医大学生医学科学精神与人文精神共同发展的素质基础。多年来，学校非常重视传统文化课程、人文素质教育课程和中医学哲学交叉课程的设计和课堂教育，开展必修课与选修课相结合的方式，通过第一课堂教育，展示优秀传统文化魅力。《中国传统文化概论》《中国传统哲学基础》《中医人文学》《社会学概论》《医古文》《医学心理学》《世界医学史》《中外音乐经典作品欣赏》《中外舞蹈经典作品欣赏》《中外美术作品欣赏》《视觉与生活》以及中医经典课程《黄帝内经》《伤寒论》《金匮要略》和《温病学》等，都按照整体设计和不同要求，贯穿在本专科、硕士、博士生

教学的全过程，注重引导学生"读经典"，学习优秀传统文化。

新的本科课程体系还以中医辨证思维培养为主线，将《古代汉语》《中国古代哲学基础》《中国传统文化导论》《中外医学史》4门基础课程纳入必修课程，加强中国传统文化修养和中医思维的训练。把传统的中医基础、中诊、中药、方剂中的基础理论部分或总论部分融合形成中医基础学；以中医病、证为纲，融合中诊、中药、方剂的各论部分形成中医辨证论治学基础；加强中医经典学习，增加医学流派和中医理论发展过程的学习，形成比较完整的中医专业基础课程体系。明确专业课即是中医临床各课程，以中医内科学为主线，系统学习中医辨证论治的思维与方法，同时从临床实际出发，学习其他临床课程，重点加强基本技能训练，设置《中医基本技能训练与中医临床思维训练》课程。中医基本技能训练共200学时，将《中医基础学》《中医辨证论治学基础》《中药学》《伤寒论》《金匮要略》《温病学》等课程的课间见习等有效整合，分学期、分重点开展实训。培养学生的中医学基本技能和动手能力，使学生了解和熟悉中医临床诊察疾病的方法和辨证论治的程序，了解和熟悉理、法、方、药综合运用的一般规律，积累一定的临床感性认识，为今后进一步学习中医临床奠定基础。中医临床思维训练Ⅰ通过对中医临床思维能力的培养，结合名老中医经验的讲授及临床特色技能的训练，增强学生的中医学临床实践技能和动手能力，提高中医临床水平。中医临床思维训练Ⅱ则是以问题为引导进行中医临床课程整合，通过病证结合，培养学生的临床思维整合能力，提高其临床分析问题、解决问题的能力，促进学生将课堂所学内容能与临床实践很好地结合，提高学生整体诊治疾病的能力。由此建立中医学专业"基础课程－专业基础课程－专业课程"紧密衔接、连贯有序的新的课程体系。

研究生课程体系和教材体系也日趋完善。截至目前，北京中医药大学完成了83门新开研究生课程的教学，组织开设住院医师规范化培训人员公共课程4门及专业课程1门，共接纳4所医院的213名住院医师规范化培训人员进入学校进行课程学习，设计并论证交叉学科《重大疾病的基础与临床研究进展》课程。《实验动物学》《实验室安全知识》《医学仪器分析》《分子生物学实验》全部开课，已向286名研究生发放"实验动物上岗证"，基本建立并完善了的动物实验持证上岗制度。同时开设以"名师大讲堂"系列讲座为主线的第二课堂，教学形式不断丰富，在原有的基础上，组织中药学专业学位兼职导师，为中药学院研究生开设了中药学专题讲座。研究生院将人文素质教育融入高水平讲座之中，传播优秀文化，激励科学精神。仅在2012年，就举办34场高水平学术讲座，其中"国内学术大师大讲堂""名医大讲堂"和"海外名师大讲堂"累计举办40余场，参与讲座研究生达8500余人次。取得成绩的同时，仍不断创新课程教学模式。研究生课程中部分课程采用混合教学模式，该部分课程的授课结合了网络自学等灵活授课方式，开展了BB平台教学，利用网络媒体课件等多种方式授课。形成了"专家讲授＋重点辅导＋小组讨论"的课程学习方式。部分课程如《科研思路与方法》课设置实验班，采取案例式教学的模式，将方法学融入案例中进行讲授。在考核方式上进行改革，采取了形成制的考核方式，包括平时测试、期中考试、期末考试综合评定（期末考试不超过50％）。考试方式灵活多样，包括论文、报告、开卷考试、闭卷考试等多种方式。

第三节　育良才，增实效，人文素质理念深化培养机制改革

"十年树木，百年树人"，优秀人才的培养并不是短时间内可以完成的，尤其是中医药人才的培养，更具有厚积而薄发的特点。中医药人才培养改革创新是一个系统工程。一路走来，北京中医药大学的改革创新贯穿了人才培养的方方面面：从一期改革院校模式与传统模式的融合，到二期改革课程体系的重构和教材建设，再到三期改革把培养过程向纵深延伸，北京中医药大学始终都坚持着一个根本原则毫不动摇——人才培养必须遵循中医药

人才成长的规律。

几千年来，中医药人才培养主要是以师承教育为主。历代名医大家的非凡成就说明了传统师承教育在中医药人才培养中的重要作用。同时不可否认，中医院校教育的诞生，使得在新中国成立之初奄奄一息的中医药行业得以快速发展壮大。50多年来的发展，使中医药教育建立了多形式、多层次、多专业的教育体系，实现了由传统教育方式向现代教育方式的转变。但是，院校教育存在着自身难以解决的问题：培养的中医药人才个性不够突出，对中医药的精髓"继承不够"，故而"发扬不足"。构建一个"院校与传统模式相结合"的培养模式——最大限度地利用现有资源寻求一种更符合中医药人才成长规律又符合现代教育模式，成为解决禁锢中医药高等教育裹足不前难题的新途径。

中医临床能力的提高可以通过早临床、多临床来实现，但是中医文化素质并不是一朝一夕可以培养或造就的，它需要一种环境的熏陶。在现有的情况之下要达到培养目标，必须寻求一个最佳的契合点，那就是通过自主招生招收那些具有中医药背景，并对中医药事业具有一定热情的青年，通过院校教育以及师承、家传的培养，打造更具中医特色的人才。家传为院校教育和师承教育搭建了一个极佳的平台。立足于中医本身固有的特性，融合中医传统师承教育和家传教育的优点来探索中医药人才培养模式的改革创新之路。院校模式与传统模式有机融合的具体方案是；以现行中医学专业（五年制）教学计划为基础，以加强中医人文素质和注重中医临床能力培养为宗旨，采取院校教育、师承教育相结合的形式，充分利用家庭中医教育资源进行中医教育教学改革尝试。"院校－师承－家传"培养模式的特色体现为"三个结合"。

首先是传统人文素质与专业素质相结合。即在学生基本素质与知识结构方面提出新要求。在强调现代中医药人才专业素质水平的同时，注重中国传统文化的修养。培养的不仅仅是一个中医职业人，更是一个中国传统医学、传统文化的继承和传播者。通过强化传统文化的作用和影响，赋予学生更深厚的文化底蕴和学

75

习继承中医精髓的能力。

其次是院校教育与师承教育相结合。即对学生培养模式进行创新。采用两条主线贯穿培养过程：一方面充分利用学生在校时间，发挥院校教育的优势，把代表中医集体智慧的共性的知识，通过现代教育的方法和途径传授给学生；另一方面利用假期或业余时间充分发挥学生的家庭中医背景优势和学校中医专家的优势，汲取师承教育的精髓，把现有民间及院校的名老中医的个人智慧，通过传统的跟师临诊、言传身教的方法传承。做到既有共性要求又最大限度地鼓励个性发展。

再次是理论学习与临床实践相结合。北京中医药大学在理论学习与临床实践的结合上，提倡"早临床、多临床、反复临床"的教育实践理念，对学生能力要求更加全面和严格。加大学生临床见习、实习的比例，通过学校统一安排的"校内导师"（主要指在医院临床实习阶段）和"校外导师"分别指导两条途径，真正做到学以致用，要求学生不但要精通理论更能够灵活运用。以研究生培养为例，北京中医药大学为提高研究生创新能力不断搭建新平台，成立了研究生创新与发展中心，该中心以增强研究生学术交流、提高自主创新能力为目标，开展研究生沙龙、讲座、学术报告会等交流活动，成为学术创新又一重要阵地。多次举办"跨学科博士沙龙"，力图打破学科壁垒，弥补知识盲区，强调相近学科的交叉与融合、科研与临床的结合，引导学生知识互补，回归到综合思维上去，让不同学科背景的学生在轻松、非正式的环境下交流碰撞，并于2012年首次面向二级学院开展"研究生论坛"立项工作，支持学院进行形式主题更为多样的自主论坛，当年就立项举办论坛16场。

在多年的改革实践中，如果能将中医药文化基础课程前移至高中阶段，不仅能提高我国中学生的传统文化素养，还能培养一批具有中医潜质、将来能进一步学习中医的苗子。北京宏志中学是"国家中医药发展综合改革试验区"的试点单位，利用政策的优势学校与之联合开办了中医"杏林班"。在高中课程中利用2年时间开设《中国古代哲学基础》《国学导论》《中国传统文化导论》和《中医药学知识概论》4门中医药文化基础课程。旨在提高学生的人文素养，奠定学习中医专业课程的传统文化基础，使学生初步了解中医学的基本概况、增加感性认识，在潜移默化中培养学习中医的悟性。

为了保证达到预期的目的，学校在中医教改实验班的管理制度、组织协调等方面也做了大量深入细致的工作，专门制定了《教育部创新人才培养实验区中医教改实验班管理手册》，对学生院校教育部分、师承教育部分的学习都作出了明确的要求并给予相应的学分；建立了相应的淘汰和奖励机制，如受到学校各种处分等就转出教改实验班，在正式出版刊物上发表文章学校予以报销版面费等；组建了由资深中医教育专家组成的教改班"顾问导师组"，分别负责学生国学和中医经典方面的培养和具体指导；专门印制《学习笔记》和《病案记录》，记录学生学习中医经典或国学内容以及临床跟师学习典型性病案和个人体会等。这些机制有力地保障了学生的培养质量。

视窗：岐黄国医班

北京中医药大学在缩减七年制招生规模的基础上，开办九年制岐黄国医实验班。该班采取本科5年与直接攻博4年相结合的模式：前5年按本科教学计划进行培养，在第4学年末进行分流考核。考核合格者采取直接攻读博士学位的方式，按临床专业博士学位并结合中医住院医师规范化培训计划进行培养，达到培养要求者，毕业时授予医学学士学位和临床医学博士学位。为达到培养目标，学校为本班学生每人配备1名知名教授作为导师，全程实行名师＋名医培养法，选择最优秀的教师授课，跟最有名的医师随诊学习。目前，学校从2011年开始已经招收了第四期岐黄国医班（图2-1-2）。

77

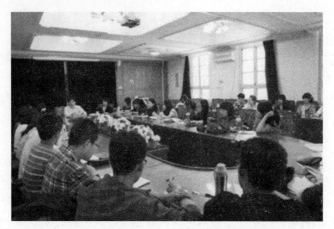

图 2 - 1 - 2　徐安龙校长与岐黄国医班学生座谈

第二章 "六个工程"，形成大学生人文素质教育新体系

中医药是中华民族的伟大创造，是系统完备、生生不息的生命科学。中医药文化作为中华优秀传统文化的代表，是中国特色社会主义文化的重要内容。作为中医药文化传承创新基地的高等中医药院校承担着培养高素质中医药人才的历史重任。

高等中医药院校的教育方式、培养模式直接影响着医学生的医德情操、文化修养、思维方式和从医行为，作为人才培养的"生命线"，大学生的思想政治教育工作必须结合医学生的特点在人文教育中发挥重要作用。长期以来，学校始终坚持把优秀传统文化与时代精神相结合，积极践行社会主义核心价值体系，积极探索突出中医药专业特色，运用中医学的整体观念和归经、藏象理论，开创大学生思想政治教育的新模式，逐步形成了大学生人文与思想政治教育"六个工程"新体系。

所谓"六个工程"，是指基于中医"清化温润"的辨证施治思想建立的"雪莲"工程、"百合"工程、"龙骨"工程、"细辛"工程、"远志"工程和"知母"工程。根据中药归经理论，雪莲、百合、龙骨、细辛、远志和知母等六味药物分别归于人体五脏，依据中医理论，五脏虽然在生理功能上各有所司，但它们不是孤立的，五脏相互协调，相互配合，共同维持人体正常的生命活动。秉承中医学的"整体观念"，"六个工程"是以"雪莲"工程的德育教育统领其他五个工程，六个工程各司其职，相互协调，相互配合，共同形成一个有机整体，开展大学生思想政治教育。通过加强思想道德引领、营造特色大学文化、搭建实践平

台、普及心理教育、促进就业创业，和开展奖、贷、助、勤等六个方面，立德树人、以文化人、实践育人、用心润人、立志成人、以助励人，培养高素质中医药人才。

第一节　实施"雪莲"工程，强化思想道德引领，立德树人

雪莲归肝、脾、肾经，是一味性味苦温的中药，"雪莲"工程就是取其清热解毒、祛风除湿之功效和作为高尚、圣洁化身的寓意，是指通过将赤诚红色为代表的思想政治教育和以高尚白色为代表的医德医风教育相结合而形成的红白双色主题教育，建立具有中医药院校特色，符合医学生成才规律的思想道德培养模式。红色主题教育即新时期思想政治教育的主体内容，是按照社会主义核心价值体系要求，培养德、智、体、美全面发展的社会主义建设者和接班人。白色主题教育是医学院校思想政治教育的特色要求，是医学生人文素质的具体体现，是培养具有"大医精诚"精神的医学专门人才成长的重要途径。近年来，北京中医药大学紧扣思想道德教育，紧密结合阶段性主题教育及重大历史纪念日教育，紧抓育人队伍建设实施"雪莲"工程。

一、"双色主题"思想道德教育

育人为本，德育为先。在大学生全面发展的各项要素中，思想道德素质无疑占据首要地位，影响着一个人素质发展的方向和目标。它是一切素质的基石，是造就新世纪高级人才的基础保障。这里所述的思想道德是广义的概念，既包括思想品德、政治素质、公民法纪素质等符合时代特征的基本品质，也包括作为一名医者的医德与仁爱之心，是医学生世界观、人生观、价值观、道德观的综合体现。当代大学生是新世纪社会主义现代化的建设者和接班人，只有加强大学生思想政治道德教育，帮助他们在人生"最关键期"对所处环境、个人发展、价值追求有积极正确的

认知，才能使他们沿着正确的方向发展，健康成才。同时，作为医学生，未来从业岗位的特殊性和岗位责任的重要性都要求医学生还必须具备崇高的职业理想和良好的职业道德。因此，思想道德教育是推进医学生人文素质教育的"基础工程"。

近年来，北京中医药大学积极开展了弘扬爱国主义与大医精诚的双色主题教育活动。

双色主题教育是指以赤诚红色为代表的爱党爱国教育和以高尚白色为代表的医德医风教育在实践载体上的有机结合。实践载体是指在红色主题和白色主题指导下的社会实践活动，是青年学生接受教育、进行体验学习入脑入心的重要平台，是把爱党爱国教育和医德医风教育内化为医学生思想信念和道德意识的必经阶段。

双色主题教育的特点在于主题教育依托于实践，避免了教条化、空泛化的感觉，以学生的个体体验和生活真实感受为基础和呼应，使主题教育活动更具开放性和真实性。双色主题以鲜明的主题教育统领思想教育工作，主题教育贯穿实践活动的全过程。项目化运作指以项目化的方式来实施双色主题教育的所有内容。在学校的大学生素质拓展项目化管理机制中专门辟出两个版块作为双色主题教育的重要实施平台。所有活动由学生组织自主申报。同时，在思想建设、医德养成、实践活动等方面建立健全了一整套规章制度，包括推优入党、社会实践、志愿者条例、团组织量化评优条例等。有力推动了教育实践活动自下而上，大范围、有深度的全面开展。

（一）双色教育：志愿者

学校志愿者多年来坚持进社区义务医疗咨询活动。岐黄志愿者服务队在朝阳区亚运村街道等社区长期坚持扶老助老、健康课堂等志愿服务活动，受到当地群众的广泛欢迎。其中，长期照顾我国第一位"南丁格尔奖"获得者王秀瑛老人的志愿者代表得到了胡锦涛同志的亲切接见。截至目前，学校志愿者人数已经发展到2200余人，每年参加人数达3060人次，服务时间累计15 300

小时。自 2002 年以来，学校参加社会实践的人数达 2 万余人次，举办义务健康咨询服务居民 10 万余人次，实施项目合作 5 项，举办卫生、技术等相关讲座 200 多场，广泛开展医疗卫生咨询、技术支援、社会调查等活动，并建立了一批学校长期固定的暑期社会实践基地。

心声：双色主题教育的有机结合、互动升华

2003 年面对突如其来的"非典"疫情，校团委抓住契机，以宝贵的真实体验教育学生，引导青年学生站在历史和社会的高度审视思考自身的责任与使命，唤起医学生担负国家兴衰重任的责任感和救死扶伤的使命感，树立战胜灾难的坚强信念，积极投入到为中华民族振兴而奋斗的行列中。学校共青团志愿者在各项抗击"非典"的战斗中，开展了近百项志愿服务活动。他们将深沉的爱国情怀转化为实际行动，响应学校的各项号召，为防控"非典"工作默默地奉献。

实施双色主题教育工程的效果在双色主题教育工程的实施过程中在双色主题教育工程的实施过程中涌现出一批具有坚定政治信仰，高尚医德修养和热爱人民健康事业的学生典型。有的放弃了外企的高薪机会，到医院做了一名普通的护士；有的当非典来临的时候，主动向医院递交了请战书，并悄悄留在医院做了一名"抗非"前线的无名英雄等。锻造了一批优秀学生组织，其中岐黄爱心社已经发展为全校性的岐黄志愿者服务总队，建立了分布在各个院系和社团的组织体系，统领着全校的志愿服务活动，并建立了项目化的运作机制，曾先后多次荣获全国和北京市的先进集体和组织奖等荣誉，产生了良好的社会影响。志愿者社区服务队、扶老助老爱心社、健康讲师团等成为各社区不可缺少的健康使者，博士团西部行、医疗卫生下乡和"三个代表"宣讲实践团等成为享誉实践基地的重要志愿活动品牌（图 2-2-1）。在双色主题教育的氛围影响下，学校学生的专业认同感和职业精神增强，近 5 年来，每年的学生考研率均在 50% 以上，考取率连续在

30%左右。同时，学生专业思想的巩固和专业技能的提高，促进了学校教学质量的提高，学生质量得到认可。

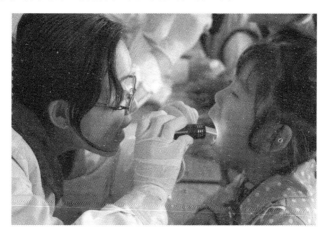

图 2 - 2 - 1　第一临床医学院组织的北京市边缘流动儿童公益
健康体检活动剪影

（二）双色教育：红色 1 + 1

北京中医药大学自 1996 年以来，就把加强医学生素质教育的研究与实践作为一项重点工作，致力于探索一种适合医学院校的医德素质教育模式。经过探索总结出以活动为依托，以实践为归宿的指导理念，推出"红色 1 + 1"双色主题教育的活动；将学校医学生的思想政治教育与医德素质教育相结合，以各党支部为单位，通过走进基层、深入实践的活动形式大力宣扬当代医学生以人民群众为本，坚持中国特色社会主义共同理想，继承和发扬我党的红色时代精神，不断夯实专业医学技能，从而为社会服务，为人民健康服务。同时在系列活动中强化宣传医学教育是为人民健康服务的意识，使师生深刻意识到经常性、规律性的社会单位实践有利于培养有理想、有道德、有文化、有纪律的高素质医药卫生人才，培育守护人民健康的忠诚卫士。

学校红色"1 + 1"活动的进行，通过社会单位服务给每一个　83

同学的全面发展创造公平、均等的机会和条件。通过社会单位这个平台，让每一个学生都有接受再培训、再提高的机会，都有展示才华的舞台，使学生都能按照自己的兴趣爱好、能力水平，在学校科学发展的大目标下实现个人全面发展。充分发挥师生的智慧、才能和力量，最大限度地调动一切积极因素，有效激发师生的创造活力。把群众路线作为根本工作路线，党员干部通过深入基层、深入社区、深入居民，倾听民声、了解民意、解决民忧，切实关注和把握广大社会群体在医疗保健方面的需求。

心声：历练绚丽青春，服务基层农村

——北京中医药大学第二临床医学院学生第三党支部

红色"1+1"支部共建活动总结

青春是一本仓促的书，短暂而又美好。在这短暂而又美好的光景之中，我们走进火热社会，走进绿野乡村，亲自感受到社会主义新农村的巨变。

在这段相约奉献、激情洋溢的日子里，我第二临床医学院学生第三党支部在学院党委的正确领导下，认真布置，精心安排，与顺义区仁和镇北兴村结对，开展了内容丰富、效果显著的共建活动（图2-2-2）。

研究生参与社会实践活动，是当今五四青年开创的"走向社会，深入民众"光荣传统的延续，是青年学生健康成长、将自身价值与祖国命运紧密相连的必由之路。研究生通过理论学习后，要想尽快成为现代化建设的有用人才，必须积极参加社会实践活动，了解社会，摆正社会位置，调整和完善知识结构，通过各种困难和挫折的磨炼，锻炼意志和毅力，为适应以后的工作做一定准备。

北京中医药大学思想道德教育坚持与课堂、培养过程结合。利用好第一课堂，积极抓好思想政治理论课"三进"工作，发挥思想政治理论课的主阵地、主渠道作用，用科学理论武装学生头

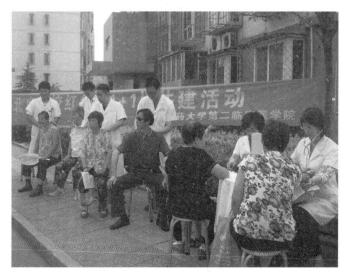

图 2 - 2 - 2　红色 "1 + 1" 支部共建活动中研究生们正在
为当地居民进行诊治

脑，引导学生树立正确的世界观、人生观、价值观。同时结合专业特点，设置《医古文》《中国传统文化概论》等课程，对学生进行系统的医德医风教育。对《大医精诚》《伤寒论原序》等医德名篇，要求学生背诵，熟记于心。在专业课教学中，老师们从中医关于天、地、人相互关系的论述入手，进行世界观教育；从中医关于 "养百姓" "疗其疾" "顺其志" "理其气" "安其心" 等重要思想，进行人生观和为人民服务的价值观教育；从中医的辩证论治、望闻问切，进行一切从实际出发、实事求是和唯物辩证法教育；从课堂纪律、礼仪礼貌等具体问题入手，进行良好作风的养成教育。

　　在培养过程中，积极开展诚信教育，把对学生的诚信教育贯穿到学生求学生涯的全过程，引导学生学做人、学做事。研究生将诚信教育与学术道德教育相结合，突出学风建设在研究生教学培养与思政教育中的纽带作用，通过制规、监管、导引、内化，形成链条式的研究生学风建设新格局。建立了实时、有效的监管 **85**

机制，首次建立学术不端举报机制；完善了规章及评价制度，发布《北京中医药大学关于加强研究生学风建设的实施意见（京中字 2011［139］号）》，制定了《北京中医药大学研究生学术道德管理条例》；还创新学风教育途径，通过漫画比赛、辩论赛等形式，让学生自己思考恪守学术道德的意义，并举办多场学风建设专场讲座，培养研究生不畏艰难的科学作风、严谨求实的优良学风、求新探异的创新意识、勇于实践的求学态度，初步形成文化育学风，制度保学风，实践促学风的建设格局。

二、主题教育及纪念日教育

针对不同学生群体以及同一群体的不同学习阶段，结合专业背景、学生诉求和教育目标，把入学教育、毕业教育、国防教育、少数民族学生教育等各专项主题教育贯穿于学生成长成才的全过程。

北京中医药大学从四方面开展目标明确，形式多样的新生入学教育。第一，通过理想信念教育讲座、优秀学生颁奖典礼、签订诚信协议等途径，开展"立德树人教育"；第二，通过邀请知名专家进行"学术创新与发展""中医药文化与成才之路"大型讲座，举办"研途"征文比赛、开展"个人发展规划教育"；第三，通过对人文素质及综合能力的教育培养，开展"能力意识教育"。最后，通过开学典礼、学唱校歌、写给新生的一封信、新老学生见面会、导师见面会、"我和我的导师"系列活动等，开展"情感培养教育"。多样的入学教育模式、务实友好的"学生手册"与"研究生手册"，"正直、当责、超越、奉献"精神口号的提出，都受到学生的热烈欢迎，教育效果得以增强。在开学典礼中，同学们一同立下"医学生誓言"，为中医学事业努力学习，奉献终身。

毕业教育从信念与使命教育、创新意识与终身学习意识教育、平安离校和文明离校教育、感恩教育、诚信教育五方面展开，为期 1 个月。从毕业班干部交流会到毕业生离校恳谈会，从近千名研究生参与投票的"闪亮校园，毕业之星"十大人物评选，到充满感恩与不舍情怀，筹备排演历时 2 个月之久的主题毕业晚会，再到毕业典礼、学位授予大会、毕业合影等，无不将毕业教育的核心理念贯穿始终，并以不同的形式传递并影响着毕业生和在校生。

视窗：2011 年研究生毕业晚会圆满落幕

　　6 月 13 日晚，由研究生院、校团委、研究生会共同主办的 2011 年研究生毕业晚会暨研究生"闪亮校园，毕业之星"颁奖典礼在教学楼三楼报告厅隆重举行。校党委书记吴建伟、校长高思华，副校长王庆国，党委副书记常江、谷晓红，副校长徐孝、靳琦、乔延江，工会主席魏天妲，校长助理翟双庆、王伟、邬国强、史正刚等领导，以及各职能部门、各学院相关领导和伊朗驻华副大使埃曼先生出席了晚会。晚会历时两个半小时，可谓精彩纷呈、高潮迭起，现场座无虚席，掌声、心声、泪水、欢笑无不表达着毕业生对母校的依依眷恋以及母校对毕业生们的真挚祝福。

　　晚会伊始，校领导和职能部门领导充满激情、诙谐幽默的出场秀表演为晚会奠定了开放、包容、师生同庆、不分彼此的和谐氛围，也掀起了晚会的第一个高潮。管理学院带来的原创话剧"和你一样"通过三个片段，表达了在毕业分别之际，对同学情、师生情及校园爱情的美好祝福。亚门乐队中的几位成员即将毕业，他们用一首送别，道出"天之涯，地之角，一壶浊酒尽余欢"的不舍情怀。基础医学院的幽默剧"非雷勿扰"，将时下流行综艺节目"非诚勿扰"的毕业生专场搬上舞台，精彩纷呈，笑料不断，表达了分别不是障碍、誓将爱情进行到底的爱情观。

　　晚会上，隆重揭晓了"闪亮校园，毕业之星"大人人物获奖者，并进行了颁奖仪式。最终，胡曼（伊朗）、莫捷、闫杨扬、王丹、董世芬、韩英瑞、何庆勇、刘元、史瑞、李猛等十名同学获得 2011 北京中医药大学研究生"闪亮校园，毕业之星"十大人物称号（图 2－2－3）。他们的导师也悉数上台，表达了对毕业生的深情祝福，其间一些导师和获奖学生都留下了泪水，台上台下萦绕着感动与温暖。

教师节目历来是毕业晚会上大家最为期待的环节之一。当晚，陈明、刘仁权、杜伟、艾路四位老师将"不愿让你离开"的不舍情怀娓娓道来，现场观众无不动容。也将晚会推向新的高潮。

作为毕业教育的重要环节，在晚会现场，所有观众和演职人员全体起立，一起重温医学生誓言，立志为中医药卫生事业的发展和人类身心健康奋斗终生！

晚会尾声，研究生院全体老师一曲"再过二十年，我们来相会"表达了学校对研究生们未来的美好祝愿。晚会的最高潮出现在晚会最后一个节目，当研究生院老师以律动的节拍合唱歌曲"我相信"时，全场观众起立，打着欢快的节拍，和着轻盈的舞步，共同高声，唱出了对未来的期待和对前途的信心！

研究生毕业晚会是研工部的品牌活动之一，它集感恩教育、励志教育、抒情及减压于一体，是研究生毕业教育的重要组成部分，旨在营造学校幸福、快乐、充满温情的毕业氛围，促使师、生、母校间的情感得以加深和升华。

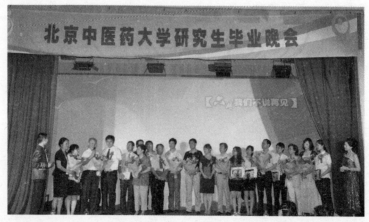

图 2-2-3　2011 年研究生毕业晚会十大校园之星颁奖现场

北京中医药大学树立以素质教育为目标的"大国防教育理念"，把学生国防教育作为大学生思想教育有机组成部分，将"爱国主义教育－军事理论教学－军事技能训练－军事人才输送"四大环节渗透整合，着力培养大学生"理性的国家智慧、适度的爱国激情、通识的国防知识和实用的战争技能"四种公民基本国防素质。在军事理论课教学中，聘请国防大学的专业教师为学生讲授国家最前沿的军事成果，分析最新的军情国情，受到学生的欢迎。在军训中，增加了各种评比项目，调动学生开展丰富多彩的文体活动的积极性，安排受过心理培训的教师进入军训团；减少学校出面宣讲政策的方式，增加退伍老兵现身说法，这种同伴教育的方式远比单纯的说教更有感染力。同时，在过程中不断强化学生的爱国主义教育、组织纪律教育和艰苦奋斗精神教育。

此外，还积极开展少数民族学生主题教育，在开斋节、藏历新年等民族节日开展多种形式的慰问走访活动，促进各民族学生之间的文化与情感交流，团结和谐，共同成长。

北京中医药大学以重大历史纪念日为契机，点面结合，开展主题教育活动。如：2007 年广泛开展"知荣辱、树新风、迎奥运"主题教育活动；2008 年开展"微笑北京、健康奥运"中医药文化进校园主题特色活动；2009 年开展"我与祖国共奋进"新中国成立 60 周年主题教育活动；2010 年和 2011 年分别召开以"健康·科学·文化·践行"和"自信·开放·包容性成长"为主题的青年发展讲坛；2011 年举办"学党史、知党情、跟党走"建党 90 周年主题教育活动；2012 年开展"向雷锋同志学习"主题教育活动；2013 年护理学院连续十年举办了"5·12"护士节特色德育活动等。

三、辅导员与导师：两支过硬的思想政治教育队伍

（一）辅导员队伍的专业化与职业化

一直以来，北京中医药大学始终坚持把辅导员队伍建设放在重要位置，充分调动辅导员工作的积极性和创造性，基本建立起以课程建设为基础，以队伍专业化培养为重点的辅导员队伍工作

运行模式。目前，学校共有专兼职辅导员 150 余名参加过校内外各类培训的人数占到总人数的 90% 以上，培训内容涉及班级建设、心理辅导、就业指导等多个领域。辅导员队伍双向发展，双向晋升，从入口、培训到出口愈发规范清晰，辅导员工作热情及队伍的专业化、稳定性大幅提高。

首先，规范辅导员思政教师职务聘任工作，推进辅导员队伍建设职业化。仅 2009 年，学校就选送近 20 人次参加教育部、人保部、市教育工委举办的辅导员专业化培训。组织 200 多人次参加校内的德育教育、事务管理、就业指导、新生班级管理和学生一体化信息系统建设等方面的培训。目前，学校共有 28 人具备中、高级职业指导师资格，7 人具备国家心理咨询师资格。同时，积极鼓励和要求学生工作干部走上第一课堂，进行教学活动，建立学术梯队。2008 年学校开设大学生职业发展与就业指导课程，学生工作干部占课程师资的 72.7%。通过教师资格考试、试讲、集体备课等环节，任课教师的教学能力和水平得到了提高。还积极组建学生工作课题研究团队，有效整合校内外各方资源，提高研究水平，提升研究质量。近 3 年来，共有 12 项个项目在首都大学生思想政治教育课题中中标，其中 1 项获得优秀成果三等奖。有 30 项课题获得校级教育教学、党建、中青年教师自主选题等课题立项，发表论文近百篇。2010 年，对于新入职辅导员岗前培训工作，在原有理论学习和实操培训基础上，加入岗前实习环节。安排 8 名新入职辅导员进行岗位实习，在工作中锻炼事务处理能力，在实践中学习系统理论知识，利用 3 个月的时间完成了本年度新入职辅导员身份和角色转换，提高了新入职辅导员参与学生教育工作的综合能力。对于在岗辅导员的专业化培训不断规范化，组织 44 名辅导员参加教育部、市委教育工委、北师大辅导员培训基地举办的专题培训，还邀请市委教育工委王民忠副书记、校党委副书记谷晓红教授等领导对全校 150 多名专兼职辅导员进行专题培训，不断提高辅导员队伍的专业理论水平和业务实践能力。同时，结合年度深度辅导督查工作，加强对辅导员、班主任业务能力的培训、指导与考核，使辅导员、班主任能适应新情况、新任务，在人才培养方面更好地发挥作用。2013年共评选出校级优秀辅导员10名，院级优秀辅导员9名，全国中医药院校优秀辅导员2名。

其次，搭建辅导员交流与合作平台，营造和谐共进工作氛围。为克服东西校区办学模式给学校学生工作队伍工作传承和辅导员工作经验的交流带来的困难，学生工作部依托学生思想政治教育研究中心组织了团体辅导、小组讨论、素质拓展、案例研讨、辅导员沙龙等活动，开展辅导员之间的工作经验和理论知识的交流。这些活动增进了新老辅导员互相的了解，缓解了工作压力和工作矛盾，营造了轻松和谐的整体工作氛围，为学校学生工作优良传统的传承开辟了途径，为新入职辅导员端正工作态度、学习工作方法提供了保障。

再次，加强理论学习，不断提升理论研究和运用的水平。思想政治教育理论学习与研究是长期以来学校学生工作队伍建设中的薄弱环节，学生思想政治教育研究中心建立以来，购置《辅导员工作实务》发放至辅导员、班主任，同时为端正辅导员对理论学习、研究的态度，为辅导员交流经验、深入研究、展示成果提供平台，筹办编印专刊《北中医青年研究》，并已在辅导员、班主任中广泛征集论文，得到了辅导员的普遍关注和大力支持，切实提高了学校专职学生工作干部对理论研究的重视程度。

最后，规范辅导员思政教师职务聘任工作，推进辅导员队伍建设职业化。2009年，北京中医药大学引进北京大学、北京师范大学、首都师范大学等高校管理、心理、思想政治专业的辅导员。2010年，继续招聘了管理、医药专业硕士生补充到辅导员队伍中。2011年首次在职称评定中增加了思政教师的评聘序列，学生工作队伍中共有4人参加了副高级以上职称的评定，3人参加了中级职称的评定，充分体现了学校辅导员队伍职业化建设。在充实辅导员队伍、优化人员组成结构方面，目前，辅导员队伍中博士占3%，硕士占59.2%，本科占34.8%、专科及其他占3%，显现出队伍整体高层次化的局面。

视窗：特色项目——辅导员博客建设

北京中医药大学辅导员博客建设管理办法

第一章　总则

第一条　为进一步贯彻落实中央 16 号文件精神，拓展大学生思想政治教育内容和渠道，加强和改进网络思想政治教育工作，主动占领网络思想政治教育新阵地，创新网络思想政治教育新方法，营造积极向上的校园网络文化氛围，切实做好辅导员博客建设工作，特制定本办法。

第二条　辅导员博客是以博客形式加强师生沟通交流，增进了解的新渠道，是新形势下加强和改进大学生思想政治教育的有效途径，是辅导员开展网络思想政治教育的一个全新工作平台。

第三条　辅导员博客是运用网络技术和手段对大学生思想政治教育工作的探索与实践。通过开展辅导员博客建设，及时获得网上学生思想动态、价值取向与行为倾向，准确把握和引导网络主流方向，更有针对性地开展思想政治教育工作。创办大学生就业创业实践基地是为适应首都医药卫生事业的发展，充分发挥企业的先进设备、技术和管理经验优势，为学生提供稳定的就业创业场所的重要举措。就业创业基地将与校团委的 32 家青年就业创业见习基地、社会实践基地、志愿服务基地相互配合，以锻炼北京中医药大学学生实践操作能力，提升综合素质，提高学生就业创业的竞争力。

第四条　辅导员是辅导员博客建设的主体，博客可以是辅导员个人工作博客，也可以是辅导员团队工作博客并保证博客更新的频率与质量。

第二章　工作原则

第五条　辅导员博客建设要与辅导员日常思想政治教育工作相结合。可通过多种方式，切实提高辅导员博客的吸引力与号召力，使辅导员博客成为学生经常主动访问的网上站点，形成大学生思想政治教育网上、网下互动互补的良好局面。

第六条　辅导员博客建设要与辅导员队伍建设相结合。充分认识辅导员博客建设是加强辅导员队伍建设的重要内容与重要载体，辅导员应紧密联系个人成长需要，进一步拓展网络技术知识，进一步提升个人思考能力，进一步加强个人研究能力与写作能力，不断提高辅导员自身业务水平。

第七条　辅导员博客建设要与网络舆论引导工作相结合。辅导员要结合舆论热点、社会难点等问题，主动把握大学生网络思想动态，宣传主流思想，积极引导学生树立正确的人生观、世界观和价值观，形成良好的校园网络舆论氛围。

第八条　辅导员博客建设要与"深度辅导"工作相结合。根据与学生谈心谈话工作需要，充分利用博客优势，辅助开展一对一或一对多网上谈心，处理日常谈心工作中难以解决的问题，提高工作效率。

第九条　辅导员博客建设要与学生成长成才需要相结合。关注了解学生需求，结合学生特点，充分利用网络资源，科学合理地满足学生需求，全面服务大学生成长成才。

第三章　博客内容

第十条　辅导员博客内容要积极健康，贴近实际、贴近生活、贴近学生，富有教育引导、启发励志作用。既要有工作性质内容，又要有人生感悟、情感交流与问题思考等方面内容。注重原创与转载相结合，力求原创为主；注重长篇与短文相结合，力求精辟。

第十一条　辅导员博客内容具体可包括：

（1）通知公告类：发布各类通知、公告，便于学生及时、有效地查看了解。

（2）校内新闻类：将有关学校学院的重要新闻、学生活动报道等上传至博客，使博客成为宣传报道的重要渠道。

（3）日常管理类：将班级事务、班委考评、党员发展、奖助学金评选等工作公开、透明化，便于学生全面了解工作开展情况，理解、认可辅导员工作，同时对辅导员工作进行监督和谏言。

（4）服务咨询类：通过查看、回复学生留言，洞悉、解决学　93

生之所需、之所急，通过博客对大学生进行系统的生涯规划、就业指导，心理辅导等。

（5）热点探讨类：对于国际国内时事，在确保正确观念、立场的前提下，辅导员发表见解和看法，开展网络交流讨论，与学生沟通交流思想，逐步增强学生的表达能力、认知能力、辨别能力，引导学生树立正确的人生观、价值观、世界观。同时，及时发现学生当中的极端、偏差观念，加以修正和教导。

（6）人生感悟类：结合辅导员个人与学生成长实际，撰写具有启示性的博文，表达所思所想，以理服人，以情感人，重在真情实感。

（7）才华展示类：展现辅导员才华，突出辅导员自身个性。如原创散文、原创摄影等。

（8）资源共享类：可以将学习资料、书籍、音乐、影片进行共享，引导广大学生张弛有度，增强综合素质、陶冶道德情操、提升艺术修养。

第四章　博客形式

第十二条　平台选择。选择合适的博客应用平台，鼓励已在社会网站开设博客的辅导员同时在中国大学生在线网站实名开设博客。

第十三条　页面风格。页面风格要标志清晰，图文搭配合理，整体布局美观，能体现个性风格特色。充分利用学生喜闻乐见的形式，适当增加娱乐休闲内容，丰富辅导员博客的表现方式。

第十四条　语言技巧。主动学习网络文章撰写方法与技巧，熟悉网言网语，掌握网络文章撰写的特点和规律，提升博文撰写水平。

第十五条　群组应用。可采取一个辅导员博客，多位辅导员维护或与学生共同维护等形式。鼓励各辅导员博客之间组成博客圈、博客群组等博客群，交流经验、分享心得、互相推介，扩大辅导员博客影响面。

第十六条　辅导员博客宣传形式。辅导员须主动告知自己所带班级的所有学生博客地址，并且，为了引导学生养成经常访问辅导员博客的习惯，辅导员老师可以把博客作为发布信息通知的一条主要渠道。同时，辅导员老师需不断提升个人思考能力、研究能力和写作能力，多出精彩博文，提高辅导员博客的吸引力。

第五章 培训与提高

第十七条 为提高辅导员博客建设水平，将开展辅导员博客相关专题培训。

（1）辅导员博客沙龙。不定期召开以辅导员博客建设为主题的沙龙，交流经验，相互学习、相互促进。

（2）年级研讨会。针对不同年级学生的特点差异，有针对性地研讨辅导员博客建设新方法，新思路。

（3）专题培训。包括网络应用技术培训、网络语言应用培训、网页制作、美工设计培训等。

（4）高层次培训。择优提供专门名额参加教育部组织的全国高校骨干辅导员培训以及辅导员博客建设的专项培训和交流活动。

第十八条 提高辅导员自身学习能力。辅导员应结合自身特点和实际情况，主动学习博客运用技巧、网络专业技术等业务。

第十九条 注重学生参与反馈。发动学生广泛参与辅导员博客建设，让学生建言献策，积极听取学生的建议和意见，完善博客建设中存在的不足，师生共同推进辅导员博客建设。

第六章 推优与奖励

第二十条 学校定期对辅导员博客建设情况进行考核。考核包括量化考核与学生民主测评两部分。

（1）量化考核内容包括：博客更新频率、原创博文数量、访问量、回帖量等指标。学校将以学年为单位依据上述指标对全校辅导员进行考核排序。

（2）学生民主测评以调查问卷方式进行，重点考核辅导员博客对学生的影响。

第二十一条 辅导员博客建设与辅导员个人的各级各类评优、晋级、晋职相结合，实行一票否决制，即不开通不更新博客者取消评优资格；辅导员博客建设与学院学生工作先进集体评优相结合，一定比例的辅导员未通过博客建设考核，则取消集体评优资格。

第二十二条 开展优秀博文评选工作。博文评选以量化方式进行，并纳入辅导员博客考核中，对于优秀博文给予表彰。定期编发《辅导员优秀博文选编》。

第二十三条 推优参加教育部举办的全国高校优秀辅导员博客评选活动。学校将推荐优秀的辅导员博文、博客参加每年一届的全国高校优秀辅导员博客评选活动，对获奖者给予奖励，获奖者有机会获得教育部提供的专门针对辅导员博客建设的进修机会，并可优先获得北京市及学校安排的各类培训与学习机会。

第七章 附则

第二十四条 各学院要充分认识开展辅导员博客建设的重要性和必要性，认真组织开展辅导员博客建设工作，创新工作思路，积极探索辅导员博客建设好的经验与做法。

第二十五条 凡现有规定与本办法不符的，以本办法为准。

第二十六条 本办法由学生工作部负责解释。

第二十七条 本办法自发布之日起执行。

学生工作部

2012 年 10 月 8 日

心声：

学校第一临床医学院辅导员艾娟娟的博文《育人——与同仁分享》成为百篇优秀博文之一，荣获"优秀博文奖"。

桃李不言，下自成蹊

回想起从 2007 年留校工作以来，我担任班主任工作已有 5 年的时间。有人说班主任是拿着包月的工资干着不计流量的活，对于班主任工作，有人说他是世界上最小的主任，也有人说他是学校最苦的岗位。但总结这 5 年，可以说：班主任工作，不一定位高，但确实崇高，它在点点滴滴中对学生的影响是不可估量的，现将个人一些体会与各位同仁分享并共勉：

教师这项工作的职责是"教书育人"，班主任作为教师行业的一员，相形之下，我觉得工作更应把"育人"放在首位。

关于育人有这样一个故事：学生问苏格拉底：人生是什么？他让学生们从一个果园中走过，每人挑选一只最大的苹果，不许走回头路。大家回来后他问：满意吗？学生们说：让我们再选择一次吧，我们要么选早了，后面又有更大的；要么选晚了，漏过了最大的。苏格拉底笑了：这就是人生，人生就是一次次无法重复的选择。我想，最幸福的人并不是拥有最美好的一切，只不过他们的选择可以努力让一切变得美好。让学生学会思考人生，学会快乐、选择最适合自己的生活，是教育不可缺失的部分。其中在"育人"培养中注重潜移默化的"育德"，例如我在每次和新的班级见面会上，都会对学生们提出育德上的要求——尊师守纪。虽说只有简简单单四个字，但实际上这四个字涵盖了学校生活的方方面面，也正是一个人道德品质中最基本的两条——尊重他人，遵守规范。另外，我也会从身边细节做起：像严格守时；以礼待人，学生们交试卷，我总是双手接送；看到教室有纸屑，就弯腰捡一捡……这些很普通的小细节，希望学生们能看在眼里，记在心里。

"育人"，要从爱做起，没有爱就没有教育。诗人但丁说过："爱是美德的种子。"作为一名班主任，要有"杜鹃夜半犹啼血，不信东风唤不回"的执着坚忍，具备"精诚所至，金石为开"的强烈事业心和责任感。

此外，"育人"也要"育心"，现今社会，人们压力越来越大，我们的学生也不例外，他们面临着学业、情感、就业等诸多方面的压力。有的学生内心很脆弱，经常会有人来找我谈心，我也很和他们通过聊天、参加活动等沟通。学生们有分享快乐，也有抱怨和不满，这时作为班主任的态度和看法是至关重要的，我会耐心的听他们讲完，听取学生的意见，然后引导他们"要学会换位思考，换一个角度看问题，要学会看到积极的一面；遇到困难、挫折，要学会调整自我的心态。"

"育人"更要注重"育能",我们的学生毕业后就会踏上工作岗位,参与激烈的竞争,面对严峻的就业压力和挑战,怎样胜出,靠的还是自身的综合素质和能力。我很鼓励学生们自行管理,我的意见可以作为参考,但需要他们自己去分析去判断,最后自己做决定。作为一名大学生的班主任,如果事无巨细样样都要干预,那和溺爱孩子的家长又有什么分别呢?

另外,我在工作中发现,作为医学专业的学生们,他们在课堂和见习、实习跟诊过程中与专业老师接触多,可能更容易与专业课老师接近一些,因此,班主任要善于利用这一特点,主动了解他们的思想动态,倾听他们的心声。班主任的工作绝不是孤立无援的,需要专业课授课教师的共同参与、沟通和支持。

水走过的地方叫河流,时间走过的地方叫历史,我们走过的地方叫成长。与学生沟通,经历一次次心灵的历程,我们在互相学习和成长。我以为做班主任工作是不乏味的、没有遗憾的,是充实的、完美的。做学生的心理辅导、和学生家长沟通等等使自己的综合能力得到了提高。我深知自己面临工作的繁杂,但我更清楚自己肩负的责任。

桃李不言,下自成蹊。也许很多方面我还做得很不够,但希望通过坚持"日省吾身"内敛务实,积极探索在教书育人方面的好方法,不求桃李满天下,但求无愧于心,无愧于班主任这个称号。

(二) 发挥导师在研究生思想政治教育中的重要作用

教育部在11号文件中明确指出,教书和育人是导师的两大基本职责,导师负有对研究生进行思想政治教育的首要责任。但在操作层面,却遇到了一些困难。长期以来,一直在研究生培养机制中强化以科学研究为主导的导师责任制,并未将思政教育拉上台帐,因此,导师可能存在重学习、轻德育的工作及思维惯性,一时难以适应。其次,许多导师是本领域的专家或业务骨干,忙于科研和教学上的工作,在深度辅导的能力上也参差不齐,因此,无暇顾及学生思想与心理的引导,更不敢追问质量。

另外，导师队伍管理隶属于学校人事处与学位办，游离于思政系统之外，思政部门难以对其进行规范的德育教育培训，也难以整合导师的力量，实现有效管理。

近年来，以对北京中医药大学师生依存度的深刻分析为基础，创新性地提出了落实导师责任制"四维度干预"工作方式，通过更新观念、改革机制、提高技能、促进融合，从意识、机制、技能、情感四个维度进行干预，加快落实导师责任制，增强了研究生思政教育实效性。

1. 更新观念，意识要"树"更要"立"

对学校研究生进行的专项调研显示，近80%的学生认为导师对自己影响力最大，近90%的学生表示需要导师在品德教育、个人成长、心理就业等方面给予全面指导。调查显示学生在对导师的关系上有很高的依存度，这与具有师承文化的中医药学科是紧密相关的。首先，将调研结果向导师通报，让导师意识到学生诉求，很多导师惊讶并感动于学生对导师的尊重与信任，重新审视肩负之责任。第二，明确权责，树立责任意识。学校出台了《关于加强导师在研究生思想政治教育工作中作用的实施意见》，明确了导师在研究生思想政治教育工作中担任着首要责任人的角色，要求导师将培养研究生良好的政治思想素质、道德素质、心理素质及正确的人生观、价值观放于首要位置，并贯穿于教学、科研等具体培养环节的全过程中。

2. 改革机制，队伍可"用"亦可"管"

整合资源，与有关部门建立合作，改革创新管理体制。首先，与学位办共同修订导师遴选与考核办法，导师育人情况成为重要指标，导师育人中出现问题在评聘时实行一票否决制。同时，与招生办公室合作建立了导师思想教育工作、就业工作与招生指标联动的机制。第三，建立联系和交流制度。导师原则上每月与研究生交流思想的次数不少于一次；每学期与学院专职或兼职辅导员联系、沟通一至二次，交流研究生的思想教育情况，尤其是对那些有特殊困难需要帮助的研究生，要及时反馈信息，并尽力帮助他们排忧解难。第四，建立教育和督促制度。导师要督促研究生参加学校、学院组织的日常思想政治教育活动；按照学校要求，协助做好研究生的入学教育、专业教育、学术道德教育、形势与政策教育、法纪教育、安全教育等。尤其是对外派出进行科研、学术交流、社会实践等活动的研究生，要进行必要的安全教育与法纪教育。第五，建立审核和鉴定制度。在研究生请假、评奖评优、违纪处分、贷款、出国、困难补助、研究生等各项申请中，导师必须了解实际情况，进行预审核。导师要对研究生每学年的思想品德表现进行了解和考核，并把评语和考核结果写入研究生德育档案存档备案。第六，设立优秀导师奖及优秀育人奖。

3. 提高技能，导师善"教"更善"育"

加强导师育人培训，组织召开不同规模与层面的导师培训会。包括新聘博士生导师培训会、新聘硕士生导师培训会、导师育人沙龙等。通过会议及沙龙，以多种形式就危机干预、沟通技巧及常见问题给予导师专业指导，弥补了导师在育人尤其是思想政治教育中的技术短板，提高了导师育人的专业性。

4. 促进融合，师者为"师"亦为"友"

研工部每年面向新生举办"我和我的导师"系列活动，以班级、科室或师门为单位进行申报，三年来共立项52项，成为师生交流的重要平台。感谢师恩成为学校毕业教育中的重要主题活动。在学校各类晚会上，师生同台排演业已成为一种经典形式，深受师生欢迎。现在，导师已接受角色转变，成为研究生思政教育的重要力量，在日常管理及危机事件干预中发挥着不可替代的作用。

这几项措施的实施，不仅加快了导师育人意识的形成，更从管理制度上保证了导师育人工作的开展，提高了导师参与德育教育的积极性主动性。导师以其对学生全过程培养的连贯性和巨大影响力，成为学生管理不可或缺的重要力量。现在，导师已接受角色转变，成为研究生思政教育的重要力量，在学校学生发展、日常管理及危机事件干预中发挥着不可替代的作用。

心声：

案例1：联合联动，解决危机。

2011年，学校基础医学院某女博士因感情问题几近崩溃，情况紧急。其导师得知后，第一时间与研工部、学院及辅导员取得联系，且多次与学生工作管理人员共同商讨对策。导师积极与当事人及当事人家长沟通，派同门师兄弟轮流看护该同学。约2周后，待其情绪略稳定时，带领该同学及师门其他几位同学一起赴外地参加学术会议，转移其注意力。该生情绪逐渐平稳，学习生活回复正常，危机化解。后导师推荐该同学赴国外留学，毕业时获校级优秀博士论文奖。

案例2：默默关怀，润物无声。

2012年，第一临床医学院某研究生被诊断为双髋关节滑膜炎和左膝髌骨软化，去厕所都需要用拐杖。导师得知后，敦促同门的师兄、同学给予关怀。寒假该同学因家庭经济拮据，买了硬座火车票，路上需拄着拐杖奔波两夜一天。导师得知后，自掏腰包悄悄为其购买了飞机票，并派其他同学帮其去火车站办理退票。该同学现病情已好转，并回忆说："不敢想象，如过一个人独自经历那么长的旅途颠簸，还会不会恢复成现在的程度。秦老师对我的关怀我铭记在心，并将珍藏一生。"

（三）充分调动积极性，鼓励学生自我教育管理

班级建设和管理的主体是学生，充分发挥学生在思想政治素质提高过程中的主动性和创造性是学生教育管理成败的关键。

因此，学校重视班干部队伍建设。班干部是一个班集体的骨干和核心，是辅导员的得力助手，是班级工作顺利开展的重要保证，是班级建设的生力军。积极发挥班干部队伍的力量和智慧，多次进行班干部意见咨询和调查，了解班级实际情况，采取行之有效的班级建设方案。各学院也形成了班干部例会制度，定期对 101

班级情况进行了解，及时掌握班级活动情况。目前，学校已经组织大规模班干部培训数十次，重点围绕班级思想建设、心理危机干预、班级人际关系处理和班级发展规划等内容展开。事实证明，学生骨干能够将所学运用到各自班级中，"聚是一团火，散成满天星"，以点带面，收效良好，活动受到了广大师生的一致好评。

视窗：研究生党员骨干培训班

2012年5月22-23日，北京中医药大学首期研究生党员骨干培训班在温都水城会议中心成功举办。北京第二外国语大学党委书记冯培教授、学校党委副书记谷晓红、研究生院副院长田润平、各学院党总支副书记和组织部王超老师出席了开幕式。研究生专职辅导员和45名研究生党员骨干参加了本次会议。

本次培训特别邀请专家做了两场精彩的报告，冯培教授以《举旗强基，凝心聚力，建设学习型基层党组织》为题，深入浅出的为全体学员介绍和分析了当前世情、国情和党情，提出当代研究生党员骨干分子应该充分认识危机和挑战，积极投身建设学习型基层党支部。谷晓红教授所做的题为《仰望星空，脚踏实地》的报告则通过分析研究生身边发生的点滴小事，指出研究生党员要严格自我要求，从态度、习惯、细节等方方面面体现党员的模范带头作用，不但能要在学术、专业上有所进步，更要注重自身道德修养和信仰追求。学员们纷纷表示两位老师的报告使自己获益匪浅，一定认真思考领会并积极落实到实践中去。

本次培训还举行了研究生干部经验交流会、思辨讨论会（图2-2-4）并组织学员进行素质拓展训练，旨在通过本次培训提高研究生党员骨干的政治素质和组织管理能力。学生干部交流会上来自各学院的9名研究生党员代表发言，分别介绍了自己在班级建设、危机干预和个人能力提升与发展等方面的经验。思辨讨论会上学员们就"研究生学生干部工作现状问题及破解"和"结合行业及学校发展谈青年干部的机遇与挑战"两个题目展开深入讨论，提出了很多有建设性的意见和建议。在素质拓展训练环节中，全体学员通过一系列的素质训练项目，加强了团队意识，增进了感情。

本次研究生党员骨干培训班为学校首期培训班，此次集中培训之后学员们还将进行社会调研活动，全面锻炼和提高理论联系实践的能力。

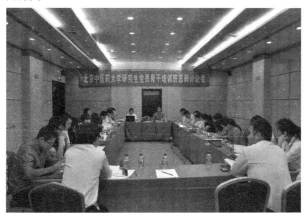

图2－2－4　党员骨干培训班思辨讨论会现场

总之，北京中医药大学秉持德育工作必须与社会环境的发展相协调、与个人的成长规律相一致、与学科背景相结合的教育理念，与时俱进，不断改革创新教育形式，丰富细化教育内容，在理论与实践结合的过程中提高思想道德教育理论水平与实践能力，初步形成了具有北京中医药大学特色的中医药人才思想道德教育模式。

第二节　塑造"细辛"工程，着重身心健康教育，用心润人

细辛归肺、肾、心、肝经，是一味药性温热的中药，"细辛"工程就是取其解表散寒、祛风止痛、活络通窍之功效和温通身心　103

的寓意，是指通过整体系统布局，以普及预防工作为先导，以辨证施治为手段，以自我教育为基石，细心呵护身心健康，通过构建三级心理健康教育网络和推进人文体育理念，解决、疏导学生的心理问题，强健其体魄，坚强其性格，以培养"厚德、广博、求真、向善、致美、全面发展"的人才为目标，发挥中医药学科优势和人文特色。

一、身心健康教育工作的理念与特色

在学校各级领导的高度重视与大力支持下，学校在心理素质教育课程建设、心理健康宣教、咨询辅导与科研、危机预防与干预以及体育文化素质建设等方面都取得了较大的进展，其理念与特色可以归纳为以下五个方面：

（一）发掘中医学科优势，提高学生身心综合素质

现代中医学根植于传统文化的沃土中，具有丰富的社会教育价值和人文内涵，完全可以成为学生心理素质发展有效资源。"天人合一"的整体观念、"大医精诚"的人文精神，对于大学生建立健康和谐心理，形成乐观、积极、尊重生命、珍爱生命的人生态度也有着重要意义。

学校坚持"用心润人"的人文教育理念，在教学方面，通过开设《中国古代哲学》《中医心理学思想》《大学生心理健康》等10余门中医文化教育与心理健康课程，传播中国传统文化和中医情志理论，提高对生命的认识和对生活的热爱，心理品质得到优化。在科学研究方面，通过广泛开展中医心理学研究促进学生心理健康意识的提高。近3年，学生在研的与心理有关的教育部创新性试验计划项目有14项，学校教师主持的19项国家级、部局级等心理学相关课题均有学生参与，其中，《抑郁症中医证候规律的研究》获得了国家科技进步二等奖。学校有关专家共同创编的"中华健身操"在北京奥运会期间更是大放异彩，获得好评与推广。

（二）注重"养心调气"，构建身心成长支持系统

良好的文化环境是心理健康的保证。多年来，学校通过繁荣大学生校园活动营造良好的成长氛围，形成了以"学术节、艺术节、体育节、文化节、生活节"五节为龙头的校园文化活动格局，培育出一批有"朝气、文气、才气、灵气、正气"的学子。

目前，学校共有注册学生社团 58 个，社团注册成员近 3000 名，社团类型涵盖多个方面，多元化的社团活动极大地丰富了学生的心理世界。学校岐黄志愿者协会每年的志愿者注册人数稳定在 2200 人左右，约占全校学生总数的 20%。2009 年 11 月学校 17 名岐黄志愿者接受了胡总书记亲切慰问。校园文化活动的开展满足了大学生精神和心理需求，为他们提供展现才华、释放激情的平台，学生也通过校园活动获得了正向的心理动力。

学校的传统体育特色也在学生心理健康教育上发挥着作用。传统体育课上教授的太极拳、八段锦、长拳、初级剑、初级刀等，不仅锻炼了身体，还有效地改善了学生的心境状态，对心理健康有显著的影响。2008 年，学校根据五禽戏、易筋经等传统健身功法配合五行配五脏理论编创的中华传统健身操，其健美身心的良好效应在奥运志愿者身上得到展现，促进学生身心和谐发展。这一切都构建起了学生身心成长的校园支持系统。

（三）应用"治未病"思想，扭转心理危机工作被动局面

"不治已病治未病"是早在《黄帝内经》中就提出来的防病养生谋略。治未病包含三层含义：一是未病先防，提早预防疾病的发生；二是既病传变，强调早期诊断和早期治疗，及时控制疾病的发展演变；三是"瘥后防复"，防止疾病的复发及治疗康复后遗症。

2004 年以后，针对既往对心理危机疲于应付的状态，借鉴兄弟院校经验，学校逐步确立将中医"治未病"思想全面应用于大学生心理危机预防与干预工作之中，本着"全员培训、全面普　105

查、全人关怀、全力干预"的原则建立起三级危机预防工作体系和五大心理危机干预工作系统，形成了大学生心理危机的预警哨、防火墙和救火队，扭转了心理危机工作被动局面。

（四）辨证施治，运用心理技术提高服务效能

学生出现的各种问题包括心理问题有共性也有个性，在教育管理和帮助中，北京中医药大学以中医学"辨证论治"的思想，为学生提供"人性管理、人本服务、人文关怀"，在为学生解决问题的过程中让学生产生自尊感、亲切感、认同感，拉近了心灵的距离，使问题的解决更加有效。

例如，在制定与学生评价有关的评价体系时，多次听取学生的反馈，让学生享有更多的参与权和发言权。在解决贫困生问题时，既关注他们的经济困难，也关注他们的心理弱势感，除了保障资助款项到位、助困岗位充足外，还成立了自强社，组织他们进社区开展服务，通过回报社会、展现才华而树立自信。又如，在对学生进行就业指导时，不但帮助他们解决现实困难，还关注他们的心理压力，为他们提供专业化的职业心理指导。

（五）平肝潜阳，提升身心成长动力

长期的心理素质教育实践提示：最好的助人方式是助人自助，要使学生心理素质教育工作发挥作用，能否激发学生内在成长动力是根本。

2008年奥运会期间，学生志愿者训练很艰苦，加上高温天气，学生身体和情绪都出现很多问题。此事引起学校高度重视，组织校内中医专家配制了凉茶处方，每天送到训练场上让学生服用，没想到产生了奇效，学生们反映喝了凉茶：身凉了、心热了、劲足了。并在2009年国庆训练期间如法炮制，效果依然，不但消除了暑热，减少了压力，还鼓舞了士气，大大降低了心理问题。这说明，只要让学生感觉到心灵的温暖，学生就拥有心理自我修复的能力。

二、广纳良方，构筑"育心"体系

为了更好地实现学校的心理素质教育工作开展，学校打破部门界限，由学校高层主导，各部门、各院系共同参与到与素质教育有关的政策制定和实践活动中。逐步健全了学校的身心健康工作体制，并取得了相关的成果。

（一）完善运行机制

学校将大学生心理素质教育工作纳入学校思想政治教育重要议事日程，切实加强领导，成立了以学校主管学生工作的校党委副书记为组长，由学工部、研究生院、教务处、医疗处、财务处等相关职能部门负责人、各学院主管学生工作的副书记和心理咨询中心工作人员为成员的"校心理素质教育工作领导小组"，全面领导和协调学校大学生心理素质教育工作的实施和开展，并为心理素质教育工作提供了政策和物质上的保障和支持。校长办公会、校党委常委会定期研讨心理素质教育工作议题，关注学校学生的心理健康状况，并对个别危机事件的处理给予建议和指导。

几年来，学校相继出台了《北京中医药大学关于下发学生心理素质教育工作实施纲要（试行）的通知》《北京中医药大学关于进一步加强大学生心理素质教育工作的实施意见》《北京中医药大学关于下发学生心理素质教育工作方案的通知》《北京中医药大学关于下发学生心理危机预防与干预实施办法的通知》等一系列工作文件与制度，提升了学生心理素质教育工作的科学性、有效性。

（二）丰富教育内容，优化心育环境

北京中医药大学在心理素质教育工作中，围绕育人工作中心，以整体观念为指导，以第一课堂教学、第二课堂教育为依托，加强朋辈辅导，推动心理素质教育工作有效开展。

以心理课堂教学为主渠道，传授心理健康知识。近年来，学校面向全体学生开设有 10 门心理素质教育类课程，既有以普及 **107**

心理健康知识和开展心理素质教育为主要内容的《生活教育——成功人生的基础》《大学生心理健康》《心理学概述》《人际交往心理学》等心理健康教育类选修课，也有根据学生的专业特点开设的《医学心理学》《管理心理学》《护理心理学》等心理教育课程，此外，在学校开设的《大学生职业发展与就业指导》《大学生性健康教育学》《中国古代哲学》《中医基础理论》《医学伦理学》等课程里也多有心理学内容的课程设计。在课程教学方式上，通过游戏、案例讲解、小组讨论、团体训练等灵活多样的形式，有效提高了教学的互动性、趣味性，增强了学生对授课内容的体验，把心理教育过程变成学生自我认识、自我调整、自我成长的过程。目前，学校也在积极探索将大学生心理健康教育开设为必修课程，逐步建立起以大学生心理健康课程为基础，相关心理学课程为补充，适应大学生心理健康教育不同层面、不同阶段需求的课程体系。

以心理文化月为平台，优化学生心理品质。心理咨询中心自2001年以来，10多年时间里共成功举办了两届心理健康日、一届心理健康周和九届心理文化月活动。每年根据学生心理需求和社会潮流设计不同的主题，通过开展现场专家咨询、心理测量、心理电影赏析、专题讲座、心理游园会、心理工作坊、团体辅导沙龙等内容丰富多彩、形式灵活多样的宣传教育活动，让同学们更加关注自我、关注心理健康。通过开展心理征文、心灵书吧、摄影比赛、优秀心灵短信征集等活动，调动广大学生的积极性与参与性，使学生们得以展现自我，获得成功的喜悦，受到美的熏陶。

除常规的文化月活动以外，每年新年，心理咨询中心为学生宿舍送去印制带有本校校历和心灵寄语的挂历；教师节，心理咨询中心赠送给在校的每位老师印有快乐贴士的教师节书签，表达爱心和问候；在学生中开展"说出你的爱"征文，鼓励学子勇敢表达对父母的感恩之情；举办"阳光下微笑"摄影比赛，捕捉生活中的美丽瞬间；组织观看话剧《高考1977》，追忆父母读书年代的成长故事，学会忆苦思甜；参加"感恩的心回馈社会"尼克·胡哲大型励志讲座，激励同学们珍惜现在，自立自强。

这些工作中的点点滴滴，就像飘飘洒洒的雨丝，润物细无声地滋润着同学们的心灵，不断优化着同学们的心理素质。

视窗：心理文化月活动

心理咨询中心

以心理文化月为载体开展各项宣传教育活动，印制心理健康宣传挂历，心灵贴士、心理特刊等宣传资料发放到学生宿舍和学校各部门，多形式、多途径加大心理健康宣传力度；注重心理健康课程建设，开设《生活教育——成功人生的基础》课，受到学生的喜爱；认真开展个体咨询和团体辅导工作，接待来访学生200人次，及时疏导，帮助学生有效应对各种心理问题，开展新生适应、自我认知、人际关系、情绪管理、恋爱准备等主题的团体辅导，并加强学生心理委员队伍的建设与培训，充分调动了学生关注自我与他人的积极性，使更多同学受益（图2-2-5）；以2010年为例，6月及11月分别对全体在校生和2010级新生共4343名同学进行心理普查，并对测评结果显示异常的659名同学

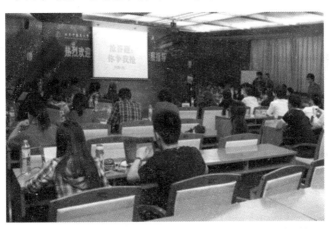

图2-2-5　"心理乐翻天"心理健康知识竞赛小组赛现场

进行心理约谈，有效地预防了心理危机事件的发生；在做好学校各项工作的同时，还积极参与"5.25首都大学生心理健康节"活动，承办北京高教学会心理咨询研究会"叙事治疗培训"，扩大了学校心理咨询中心在北京高校心理咨询圈的影响力；同时加强心理健康理论研究与实践探索，申报首都大学生思想政治教育课题和校级自主课题、校级党建课题3项，研究主题更贴近学生心理和需要，并完成2010年度学校学生心理健康教育工作报告；1年当中协助处理了学生危机事件18起，及时进行了心理疏导或干预，危机事件做到了早发现、早干预、早治疗、及时转介。

以朋辈辅导为切入点，拓展工作深度与广度。北京中医药大学在工作中积极开展朋辈辅导，主要依托心理协会和心理委员两支学生队伍开展工作。北京中医药大学心理协会成立于2001年，是心理咨询中心指导下的学生心理社团组织。心理协会自成立以来，通过为同学编辑印发《开心处方》《心理文化月特刊》，发送心理手机报等，全面渗透心理学知识，使同学们在有心理困扰的时候能够找到有效的疏解方法；通过举办心理学习例会、团队建设、户外拓展、话剧演出、郊游等活动，培养同学们的心理素质，增强团体凝聚力。此外，很多心理协会成员报名成为咨询中心"心理热线"接线员、心理文化月志愿者、团体辅导带领者，协助咨询中心开展工作，在自助中学会互助，在互助中与同学共同成长。

自2009年，学校在各班设立心理委员，心理咨询中心邀请校内外心理专家每年两期对心理委员进行培训。每年10月对新当选的50余名新生心理委员进行12学时的上岗培训，培训内容和主题贴近学生实际和需要，如心理委员的使命、心理委员自我成长、朋辈辅导技能、班级团体辅导技能、大学生常见心理问题的识别与处理、心理危机预防与干预等；每年4~5月对全校300余名心理委员进行8~10学时的提高性培训，拓展他们的心理知识，提高他们的心理素质和工作能力。心理委员工作的开展，极大地推动了学校的心理素质教育工作。他们召开心理主题班会，每月上报班级同学的心理动态,反映班级同学存在的普遍性心理问题,重点关注需要帮扶的对象,并从朋辈辅导的角度给予陪伴、疏导,某些班级还自编了班级心理指导手册进行指导。很多心理委员组织班级同学参观心理咨询中心,亲身体验咨询过程并向班级同学积极宣传,帮助同学预约咨询;并在危机预防中发挥快速、灵敏的危机预警作用。

心理协会和心理委员两支队伍现已成为学校心理素质教育工作的两只重要抓手,拓展了工作的深度、广度。通过多方位的心理健康宣教活动,使广大学生更加关注自身心理健康和心理素质的培养。

视窗:加强心理委员队伍培训,发挥朋辈辅导作用

学校根据实际的工作需要,在每个行政班级设立心理委员,通过这个桥梁更好地了解学生的动态及基本情况;并加强对其的培训,充分发挥朋辈的作用。经过几年的摸索,心理委员培训形式和内容更加丰富,更加贴近学生实际和需要。培训内容包括"心理委员的使命""心理委员工作的实务与操作""大学生常见心理问题的识别与处理""大学生心理危机与预防""中医心理""音乐减压团体""感受幸福团体"等(图2-2-6)。培训结束后,中心给考核合格的心理委员颁发证书。

培训上岗的心理委员在各自的班级开展心理主题班级活动,每月上报班级心理动态,协助中心和学院开展心理工作,在危机发生时,及时上报,对班级建设、危机预防、构建和谐校园氛围起到了积极的作用。

(三)把握两类辅导:个体与团体

做好普及宣教的同时,学校还注重开展个体咨询和团体辅导,满足学生不同需求。心理咨询中心制定了《北京中医药大学心理咨询守则》《北京中医药大学学生团体心理辅导守则》等相 111

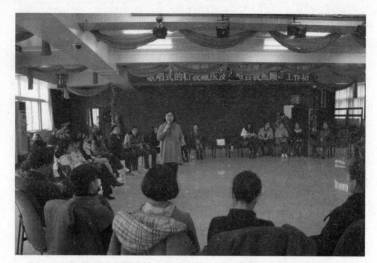

图 2 - 2 - 6　辅导员和心理委员"音乐减压工作坊"培训

关细则，选拔校内有心理学背景，从事过心理咨询工作的老师担任中心兼职心理咨询师，与专职教师一起，建立咨询师排班制度，开展咨询个案的研讨，对学生咨询档案进行管理，对咨询效果进行回访，建立心灵书吧、心理沙盘室，丰富了咨询的手段，拓展了咨询的空间。较之 2009 年以前，来心理咨询中心咨询的学生逐渐增多。2009～2010 年度共接待来访者 223 人次，到 2013 年，来访人数达 466 人，占学生数的 5%，5 年来共直接服务学生 1763 人次。

除面询外，咨询中心还通过网上咨询、电话咨询、在线留言等多种形式提供全方位的咨询服务，真诚帮助每一位有需要的同学。

在团体辅导中，学校遵循"团体活动为主线，以交流促心理成长"的活动宗旨，心理咨询中心每年根据学生实际，辨证施治，制定专项计划，定期举办各种团体辅导。如针对大一新生的适应问题开展的新生适应性辅导，针对学生干部的压力问题开展的压力管理团体辅导以及针对学生个人成长的团体辅导。

2012 年，中心共开展团体辅导 17 次：针对新生辅导员、班主任及新生心理委员开展团体辅导知识与技能的培训，指导他们在各新生班开展主题为"增进班级凝聚力"的团体辅导活动；针对各类学生的需求，中心开展了心理素质拓展、"音乐减压——歌唱式自我减压与小型自我照顾""Family = father and mother，I love you大学生个人成长工作坊""贫困生复原力团体""心理委员感受幸福团体"等多项团体辅导活动；为学校与新加坡南洋理工大学交流营、北中医——首医中药学院联谊活动、京港学生交流营开展团体活动，营造出"人人关注心理健康、天天感受幸福人生"的校园心理氛围。全年约有2300多人次参与到各项团体活动中。

此外，心理咨询中心还积极尝试国际、校际交流，如组织优秀学生代表参加国际大学生间的阳光交流营活动，选拔心理骨干与澳大利亚皇家墨尔本大学学生交流，开展学校中港交流营、中台交流营的破冰之旅活动。为了给学生更多的锻炼机会，心理咨询中心还选拔和培训了一支学生团队带领者队伍，协助中心开展各类团队建设活动，使参与者和带领者在团体协作中增进友谊，共同成长。

视窗：2012年份个体心理咨询

2012年度（截至2012年12月31日）共接待来访学生92人，149人次。男生22人，女生70人。研究生8人，本科生82人，其他（学生家长等）2人。问题涉及人际关系、学业压力、恋爱情感、情绪、自我认知、职业生涯、适应等。详细情况如下：

1. 各学院来访人数统计

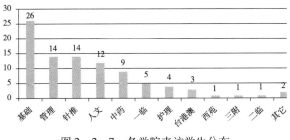

图2-2-7　各学院来访学生分布

图2-2-7显示，前来咨询的学生主要集中在基础、管理、针推、人文学院。这可能与咨询中心设在西区，而东区离西区咨询中心较远有关。

2. 主要问题类型统计

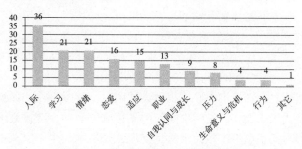

图2-2-8 来访学生主要问题分布

图2-2-8显示，2012年，人际关系（包括宿舍关系、同伴交往、家庭关系等）、学业、情绪、恋爱情感、适应、职业生涯规划、自我认同与成长等问题是学校学生咨询的主要问题。

（四）危机干预重预防

北京中医药大学一直高度重视学生心理危机预防与干预工作，坚持把预防放在首位，积极探索处理心理危机事件的有效方法。2011年，学校印发了《北京中医药大学学生心理危机预防与干预实施办法》，完善了学校-学院-班级三级危机预防工作体系，建立起"发现、监控、干预、转介、善后"五大心理危机干预工作系统，并从以下两个方面开展工作：

第一，坚持心理普查、排查工作，做到问题早发现、早预防。从"全面教育、部分关注、个别干预"三个层面入手，每年开展两次心理普查工作。在每年9月新生入学阶段，对全体新生进行心理普查，建立学生心理基础档案，根据普查结果分类别对新生进行约谈、辅导。在每年6月，对全校各年级学生进行心理跟踪普查，建立电子心理档案，做好学生心理动态信息的收集、整理、归档。根据普查结果及时安排约谈和辅导，向学院提交

《需特别关注学生评估备案表》，定期跟踪了解需特别关注学生的心理健康状况。

学校通过学院每月上报学生工作动态和心理委员每月上报心理月报进行心理危机的排查，细致周密的预防排查工作为有效干预、遏制危机事件的发生赢得了时间，占据了主动。通过心理咨询中心及时面询，辅导员班主任留心观察、主动谈话，学生论坛实时网络监控，同学报告、家长沟通等多种有效的危机监控方式，使心理问题早发现、早预防，起到了全方位及时有效监控各种危机事件发生的作用。

视窗：校园常规心理普查

2012年心理中心分别针对全体在校生（5~6月）和2011级新生（10~11月）共6004名学生进行了心理普查，测评比率及约谈到访率较往年均有较大提升。心理普查后对560名学生进行了一对一心理约谈，约谈发现，学校学生存在的问题主要集中人际关系敏感、自我认同不够、学业与就业压力、新生适应、焦虑／抑郁／恐惧等情绪困扰，强迫观念或行为，轻微精神障碍等方面。通过面对面的心理约谈发现57名同学需要进行心理咨询，并对存在较严重心理问题的3名学生进行了干预及辅导，其他学生则根据测评及约谈结果进行不同程度的关注、咨询辅导或干预。

通过普查数据分析发现学校学生心理健康状况存在以下特点：①2012年全体在校生心理健康状况总体良好，较前3年有所提升；②男生心理健康状况不如女生；③研究生心理健康状况优于本专科学生；④不同年级学生心理问题存在差异；⑤新生适应问题突出。中心将普查情况进行整理，撰写了普查数据分析报告

第二，制定危机应对方案，全面提升危机处理的能力。学校制定专门的危机应对方案，发现危机情况后，班级、学院、学校开展相应的工作，及时联系危机个体家长，由临床专家进行危机 **115**

风险评估，根据评估情况进行咨询与转介，并严密做好学生监护以及善后工作。

为建设一支专兼结合的全员危机预防与干预队伍，发挥朋辈互助的功能，做好心理危机预防与干预工作，学校定期进行学生心理危机培训，通过这些培训，提高了广大教师、管理人员和学生骨干的心理健康教育意识，使他们了解和熟悉处理各种危机事件的具体程序，在全校范围内建立起以防范大学生自杀为重点的危机预防与干预机制。

学校与回龙观医院危机干预中心建立学生转介治疗通道，邀请中心专家来校出诊，开展讲座，并与回龙观医院一道开展"世界预防自杀日"宣传等活动，有效提高了危机干预与预防工作的成效。

2009年至今，学校发生危机事件44起，均得到妥善处理。2004年至今，未发生重大危机事件，学生状况目前基本平稳。

为了使学校能更好把握学生心理发展状况，从2009年起，学校心理咨询中心每年都会根据新生和在校生心理普查情况、学生心理咨询情况、学生心理危机干预情况撰写《北京中医药大学学生心理健康工作报告》，及时向学校汇报学校学生的心理健康变化情况，为学校制定学校心理素质教育工作部署提供依据。

视窗：心理危机预防与干预系统

学校根据心理普查及咨询工作的信息建立了关于学生的心理危机预防与干预系统，重点关注需要帮助的学生，建立长期辅导跟踪机制；对于学校的危机事件的降低发挥了重要作用。如2012年度，中心共协助处理学生危机事件10起，其中研究生2人，本科生8人（图2-2-9）。

总体来看，10名同学的问题基本分为以下几类：①精神分裂、抑郁症等精神障碍或疾病；②曾患精神疾病学生因出院后不能坚持巩固治疗或周围应激因素引发的精神疾病复发；③创伤后应激障碍；④学业、恋爱情感、就业、家庭等问题导致的心理

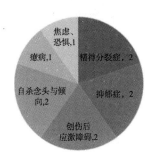

图 2 - 2 - 9　2012 年心理危机事件分布图

危机。

（五）保障两类资源：队伍与场所

学校心理咨询中心现有专职教师 2 名，兼职咨询师 3 名，并在各学院设立 1 名负责心理素质教育工作的辅导员。为了打造一支精干专业的大学生心理素质教育队伍，增强心理素质教育的时效性，满足学校学生日益增长的咨询需求，学校每年都支持 2 ~ 3 名专兼职心理素质教育教师参加各类培训学习和交流，专职教师每 2 周参加高校心理研究会举办的案例督导，以提高业务能力。

辅导员处于学校和学生联系的第一线，与学生保持着比较稳定的密切联系，对大学生的心理素质教育起着极其重要的作用。正因如此，学校高度重视辅导员队伍建设，规定新辅导员上岗必须参加心理培训。每年，心理咨询中心都对校内的辅导员、班主任进行心理培训，帮助辅导员了解大学生的心理特点和行为方式，促进辅导员采用适当的教育方法和学生建立融洽的师生关系，进而提高教育效果；提高辅导员的心理健康教育能力，使其在发现学生存在心理方面问题时，能利用心理方面的专业知识对学生及时予以帮助，从而形成一种"人人皆心师，时时可心育"的局面；提高辅导员的心理健康水平，用其自身的健康心理来潜移默化地影响学生，提高学生的心理健康水平。2010 年，学校成　117

立了"辅导员沙龙",定期举办活动,为辅导员搭建起情感宣泄、个人成长、素质提升和工作交流的平台。这些举措,使学校的心理素质教育工作提高了执行力和工作效率。

加大保障投入,确保工作顺利开展。学校非常重视心理素质教育工作的开展,近年来也加大对心理咨询中心的投入和建设,目前按每生每年10元的标准划拨了心理健康教育专项经费。同时学校根据中心发展的需要,投入专项经费用于中心的建设,购置了心理测评软件、光标阅读机等专业设备,更新了办公家具,重新装修了个体咨询室和团体辅导室,在学校用房紧张的情况下,又增加专门的活动场地保障心理素质教育工作的开展。目前,心理咨询中心共有个体咨询室3间、心理沙盘室1间、团体辅导室2间、办公室1间,工作场地超过200m²,满足了全方位开展学校心理素质教育工作的需求和学生的需要。

（六）科学育心,创新育心

发挥专业优势,丰富心理素质教育内涵。北京中医药大学是一所专业特色较强的大学,中医学深深根植于传统文化的土壤中,具有重要的社会性和人文内涵。中医学所提出的"整体观念""未病先防""欲病救萌"等思想和理论与现代心理学的观点颇多一致。中医经典《黄帝内经》中对于心理与生理之间的密切关系,对于个性心理特征的种种分类,对于心理因素在疾病发生发展中的地位,对于心理治疗的意义,对于调神摄生的心理卫生等,均做了原则性的总结,提出了很多颇有价值的见解。

由于医学与心理学在实践中的紧密联系,学校师生也广泛开展与心理学相关课题的研究。近3年间,学校教师主持的国家级、部局级等心理学相关课题就有19项,并获得国家科技进步二等奖等重要成果。同时,学校学生也积极参与与心理相关课题的研究,近3年学生在研的教育部创新性试验计划项目就有14项。

在心理咨询中心日常工作中,也注重举办中医心理学方面的讲座,使中医学与心理学相互融合,这些与专业学科相结合的教育教学工作的开展，使学校学生在中医传统文化的氛围中更加注重心理健康的调摄，心理品质不断得到优化。

学校的传统体育特色也在学生心理健康教育上发挥着作用。传统体育课上教授的太极拳、八段锦、长拳、初级剑、初级刀等，不仅锻炼了身体，还有效地改善了学生的心境状态，对心理健康有显著的影响。

辨证施治，打造温暖育心工程。经过调研，学校学生的主要心理问题来自人际、就业压力、家庭等多方面，针对这些问题，积极商讨，辨证施治，有针对性地开展工作，并开展相应的心理素质拓展活动（图 2 - 2 - 10）。

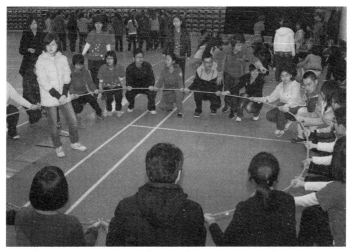

图 2 - 2 - 10　心理素质拓展——同心圆

针对贫困生的工作，学校密切关注他们的生活学习状况，帮助他们解决实际困难，使他们安心求学、健康成才。学校保障各项资助款项到位，为贫困生开设绿色通道和爱心捐助站，积极设立研究生助管和本科生勤工助学岗位，对他们进行技能培训和心理辅导，树立他们自强自立的信心。学校学生在参加由中国青少年发展基金会联合英国大使馆共同主办并资助的大型公益项目——希望工程激励行动·BC 计划中，有 21 个项目入围前 200 名，

9个项目获得了立项资助。激励行动鼓励受希望工程、国家助学金及社会其他方面资助过的大学生积极参与，通过项目实践帮助他们提升能力，成为有责任心、爱心的行动者和公益文化的倡导者。学校还通过成立自强社，进社区开展服务，参加国家级赛事等方式，让贫困生站在更高的平台上，展现才华，消除自卑。

面对学生因就业压力带来的焦虑、茫然等各种心理问题，学校积极开展就业指导与宣讲工作，并开设《大学生职业发展与就业指导》课程，依托学校现有的国家职业指导师资源，在全校范围内开展大量职业指导咨询工作，帮助学生认识职业、认识自身，合理进行职业生涯规划，以缓解学生的心理压力。此外，学校建立了"青年就业创业见习基地"33个，为学生提供实践锻炼的机会，使学生增强就业的信心。

正是有这些点点滴滴的关爱和温暖工程的实施，使学校学生感受到学校对他们的关注和投入，"亲其师"而"信其道"，更加坚定了专业志向，并以愉快而幸福的心态在学校学习和生活。

三、融合人文，凝聚"育体"精魂

构建符合大学生身心特点的教育模式，加强大学生身体健康教育，培养大学生良好的身体素质，完善健全的人格；切实加强体育工作，通过开展各项体育活动，培养学生的竞争意识、团队精神、坚强的毅力以及对中国体育文化的认同。

（一）改革教学

一年级第一学期体育课增加了指导学生针对体质健康测试项目的练习内容；将太极拳、太极剑、五禽戏、中华健身操等具有中国人文特色的健身形式纳入体育必修课。同时，二年级还增加了橄榄球和瑜伽等国际性的拓展项目，得到了学生的欢迎。为更好地监督学生自觉地进行体能锻炼，对学生增设了每年一次的体能测试项目。

（二）加强体质测试

学校坚持每学年的学生体质测试工作，体质测试的项目有：身高、体重、肺活量、握力、立定跳远、台阶试验。体能测试项目有：男生1000m；女生800m。严格把控，规划协调；保证在校学生的测试工作顺利进行；并将测试结果进行汇总，根据统计结果进一步强化相关工作。

（三）加强体育研究

近3年，学校体育部多名教师参与并立项"十二五"中医药教育教学改革研究课题一项；"十二五"规划传统保健体育教材一部；北京市高等教育教学成果一等奖一项；校级教育科学研究课题一项；获得"全国高等院校体育论文报告会"二等奖一项；"全国外语院校体育论文报告会"二等奖一项；"首都高校第16届科学论文报告会"三等奖一项。

学校体育部参加2011年度国家社科基金项目《论新的举国体制——中国竞技体育回归教学并在教育系统中可持续发展的必要与可能》子课题《我国竞技体育采取体教结合的现状及其发展的趋势》的课题的研究，完成了校级课题基于"BB"网络教学平台对全国高等中医药院校传统保健体育教育模式的改革和研究课题。

（四）设立"体育节"

学校以各类体育竞赛活动为契机，积极组织各类的锻炼和竞赛活动，提高学生对于体育运动的兴趣和参与性，在不断的尝试中形成了具有学校传统特色的体育项目：如体育节、教职工主题运动会等。

2005年起，学校迄今共举办了10届体育节，其形式多样，有征文、摄影、讲座、比赛等多项内容，通过体育节进一步提高学校的田径运动水平，促进学生德、智、体、美、劳全面发展。近年来，体育节分别以"杏林香、中国风、奥运魂""阳光学子、动感体育""强岐黄体魄，绽杏林芬芳"等为主题，开展了师生田径运动会、"团结杯"足球赛、"凌云杯"篮球赛、传统保健体育运动会、健身舞蹈大赛、集体跳绳和拔河比赛等；还举办了相关文化交流活动：体育征文、体育摄影展等形式新颖的文体活动、"星光大道"明星足球队与学校女子足球队的足球友谊赛，另外还邀请了"五人制"足球国际级裁判王景东先生为女足宣讲了"五人制"足球规则。

体育是校园文化的重要内容，通过体育节这一集中展示的平台，活跃校园文化，凝聚师生友情，联络中外学生感情，体现出各单位的良好精神面貌和竞技水平。通过体育节还可以进一步发掘群体体育活动的扩展空间；进一步加强体育学术研究与交流；提炼学校人才培养的体育特色模式，使学校的校园体育氛围更加浓厚，体育运动水平进一步提高。并极大地激发了师生参与健身活动的积极性和主动性，丰富了全校师生的业余文化生活，并得到了大家的一致好评。

（五）高水平运动队屡获佳绩

体育运动的普及进一步推动了学校高水平运动队的发展，学校注重传统体育项目的教育培养，通过系统的选拔培养逐步形成了高水平的各类体育竞技队伍，并分别参加了北京市、全国高校、全国中医药院校传统保健体育运动会及全国大学生运动会的各项比赛，均取得了优异成绩，近5年来，学校健美操队、女子足球队、武术队在全国、北京市等各项比赛中共获得159枚金牌。2011年，针灸推拿学院学生李昕豫在土耳其召开的第十一届世界武术锦标赛上勇夺女子太极拳冠军。同时，还积极响应北京市大体协的号召，组织参加了北京市高校的多项赛事，增长了见识，锻炼了队伍，全方位地展示了北中医运动健儿的风采。2013年，学校女子足球队更荣幸地被选为"中国国家代表队"参加第27届世界大学生运动会。

视窗：奖牌榜！

北中医高水平运动队——女子足球队

2009 年 11 月参加了由北京师范大学承办的北京市大学生女子足球锦标赛获第二名。

2009 年 12 月底至 1 月初，参加由北师大珠海分校承办的中国大学生女子足球锦标赛，力争甲组成功卫冕。

2010 年 10 月参加了由学校承办的 2010 年首都高校女子足球锦标赛，获甲组冠军。

2010 年 11 月参加了在广西北海举行的 2010 年中国大学生女子足球锦标赛，获乙组第五名。2011 年 10 月参加了由北京邮电大学承办的 2011 年首都高校女子足球锦标赛，荣获甲组冠军。

2012 年度包揽了北京市高校、全国高校"五人制"和"十一人制"四个赛事的冠军，教练员和运动员也将赛事的各单项奖收入囊中，荣获最佳教练、最佳运动员、最佳射手和最佳守门员的光荣称号。

足球：2013 年获全国大学生女子足球锦标赛甲组冠军。2013 年全国大学生"校园足球"室内五人制女子足球锦标赛第三名。

北中医高水平运动队——武术队

2009 年 4 月参加了由北京体育大学举办的 2009 年首都高校武术比赛，获 10 枚金牌，7 枚银牌，7 枚铜牌，并获女团第一名，男团第四名，团体总评第三名。

2009 年 7 月参加了由郑州大学承办的 2009 年全国大学生武术锦标赛，获 6 枚金牌，8 枚银牌，5 枚铜牌，并获女子甲组团体总分第一名，男子甲组团体第三名。

2009 年 11 月参加了由北京语言大学承办的第 10 届首都高校传统养生体育比赛，获 7 枚金牌，1 枚铜牌，并获体育道德风尚奖称号。

2010 年 4 月参加了在北京理工大学举行的 2010 年首都高校武术比赛，获 13 枚金牌，7 枚银牌，11 枚铜牌，并获男女团体第一名。

123

2010 年 7 月参加了在南京中医药大学举行的全国中医药院校第十届传统保健体育运动会，获 8 枚金牌，4 枚银牌，3 枚铜牌，并获女子团体总分第二名，男子团体第三名。

2010 年 10 月参加了在福建集美大学举行的 2010 年全国大学生武术讨论锦标赛，获 11 枚金牌，9 枚银牌，4 枚铜牌，男女团体总分第三名，女子团体第二名，男子团体第三名。

2010 年 11 月参加了在北京语言大学举行的首都高校第 11 届传统养生体育比赛，获 6 枚金牌，3 枚银牌。

2011 年 4 月参加了在北京航空航天大学举行的 2011 年首都高校武术比赛，获 5 枚金牌，10 枚银牌，9 枚铜牌，并获女团第一名，男团第四名，男女团体第三名。

2011 年 11 月参加了在华中科技大学举行的 2011 年全国大学生武术套路锦标赛，获 9 枚金牌，2 枚银牌，5 枚铜牌。另外，学校武术队员李昕豫代表中国队在土耳其举行的世界武术锦标赛获女子太极拳冠军，为国家、为学校争得了荣誉（图 2-2-11）。

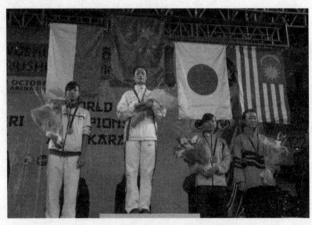

图 2-2-11　李昕豫——世界武术锦标赛冠军

2012 年学校武术队在北京市高校、全国高校、全国中医药院校和中华人民共和国第九届全国大学生运动会武术项目比赛中共获金牌 47 枚，银牌 37 枚，铜牌 38 枚。

2013 年，我校武术队在全国及北京市各类比赛中获金牌 15 枚，特别是我校王曦同学代表中国队，在 2013 年世锦赛中荣获男子长拳冠军，为国争光。

北中医高水平运动队——健美操队

2009 年 6 月参加了北京市首届体育大会健美操比赛，获 4 枚金牌，4 枚银牌，1 枚铜牌，陈鸥教师获优秀教练员称号。

2009 年 11 月参加了全国健美操锦标赛浙江衢州站的比赛，获 4 枚金牌，5 枚银牌，1 枚铜牌，陈鸥老师再获优秀教练员称号。

2009 年 12 月参加了首都高校健美操甲 A 规定组的比赛，获 5 枚金牌，1 枚银牌，2 枚铜牌，并获团体总分第一名。

2010 年 5 月参加了在清华大学举行的北京市高校第 31 届"两操"系列赛，获 5 枚金牌，4 枚银牌，3 枚铜牌，陈鸥教师获优秀教练员称号。

2010 年 7 月参加了全国健美操锦标赛大庆站的比赛，获 10 枚金牌，4 枚银牌，1 枚铜牌，陈鸥老师再获优秀教练员称号。

2011 年 4 月参加了在地坛举行的北京市健美操锦标赛，获 5 枚金牌，1 枚银牌。

2011 年 12 月参加了首都高等健美操比赛，获金牌 1 枚，铜牌 2 枚，六人操、混双一个第四、一个第五名。

2012 年学校健美操队参加了北京市两个赛事，共获金牌 24 枚，银牌 1 枚，并获北京市高校体能热力操比赛团体第二名。

2013 年全国第十二届运动会学校选手获得长拳、刀术棍术三项全能冠军。

第三节　打造"百合"工程，营造特色大学文化，以文化人

百合归肺、心、胃经，是一味性味甘寒的中药，"百合"工程就是取其养阴润肺、清心安神之功效和清化滋养的寓意，是指以文化人为主线，以课堂教育、形象识别系统和"五节"为主　125

体，开展丰富多彩的校园文化活动，营造"有特色、厚基础"的学校文化氛围，陶冶学生情操，培养学生创新精神，让学生怡情易性，提高文化修养。

"五节"是十余年来形成的具有北京中医药大学特色的校园文化品牌活动，包括艺术节、体育节、生活节、学术节和文化节。在"五节"品牌活动格局形成的过程中，惊喜地发现，"五节"的各自特点与中医理论"五行"的特性不谋而合。"五行"是指"木、火、土、金、水"，凡具有生长、升发、条达舒畅等作用或性质的事物，均归属于木；凡具有温热、升腾作用或性质的事物，均归属于火；凡具有承载、生化、受纳作用的事物，均归属于土；凡具有清洁、肃降、收敛作用的事物，均归属于金；凡具有寒凉、滋润、向下运行的事物，均归属于水。在季节中，五行的木、火、土、金、水对应的是春、夏、长夏、秋、冬。在学校"五节"自然形成的过程中，艺术节在春季举行，体育节在初夏举行，生活节贯穿于全年侧重于夏秋之间，学术节在深秋举行，文化节在初冬举行，可以看出，"五节"通过季节与"五行"的木、火、土、金、水相对应。不仅如此，"五节"中艺术的陶冶情操、体育的健康向上、生活的承载容纳、学术的创新沉淀、传统文化的包容含蓄等内涵亦是与"五行"的特性相得益彰。校园文化活动与中医专业特色的密切结合，更有助于提高活动效果的针对性和实用性，以文化人。

一、艺术节书写艺术青春

艺术节是北京中医药大学一年一度的大型艺术盛会，是学校加强校园文化建设的重要阵地，是学校师生艺术修养建设一道亮丽的风景线，在学校教育教学工作中一直发挥着重要的作用。作为学校"五节"项目的重要组成部分，是学校最具影响力的品牌活动之一；学校自 1999 年创办第一届艺术节以来，已经成功举办过十三届，为岐黄学子提供了广阔的艺术展示平台，极大地丰富了学校校园文化和同学们的课余生活。学校一直十分重视艺术教育和艺术普及工作，校园艺术节是学校全面贯彻教育方针，加强校园文化建设的重要阵地；是充分展示学校素质教育成果，营造高雅校园文化氛围的重要途径；是学校弘扬爱国主义精神，激发学生创新意识，加强展示交流的舞台。

近年来，艺术节分别以"点燃青春·放飞希望""爱祖国·悦青春""青春舞动校园，艺术点亮生活""时代·使命青春·绽放""艺术的记忆"等为主题开展了青年歌会、器乐专场、诗歌朗诵、劳动节专场、合唱专场、舞蹈专场、外文歌曲专场、书画专场、艺术鉴赏征文、摄影大赛等丰富多彩的艺术实践活动，丰富了学生的业余文化活动，也提高了学生的艺术水平与修养。特别是近两年来，艺术节在立项、经费等方面加大对各学院、社团的支持比例，尝试了由基层团支部承办艺术节重点活动的方式，取得了良好效果。

学校的艺术节已经形成一些特色：

（1）主题鲜明，紧贴时代旋律。学校艺术节均是由不同版块组成，整体主题将围绕当年重大事件及学校艺术特色进行设计，各项分活动有各自的主题，突出艺术性和主题性。艺术节的活动形式不仅包括"五四"青年歌会、合唱比赛、曲艺大赛等传统特色项目，更是推出了"生活中的艺术"系列活动等。

（2）形式多样，内容饱满。在原有传统特色项目的基础上不断汲取大学生生活中的流行因素，开展具有时代特色的主题活动；如文化衫创意大赛、"青春不毕业·友谊永伴随"的艺术交流活动、以爱情为主题的大学生辩论赛等。艺术节活动充分发挥了学校学生社团的特色，为学校的社团工作提供了良好的展示平台；并充分调动了广大师生的积极性。

（3）采用两个会场（室内和户外）的全新活动形式，推出户外艺术广场让同学们不必受到活动地点的限制，随时随地感受艺术魅力，加入到艺术节的活动中来。

（4）高标准，高水平。学校艺术节艺术展演活动邀请中国音乐家协会合唱联盟理事潘明、青年作曲家指挥家韩学周、曲艺表演艺术家张涛、北京人民艺术剧院国家一级演员张帆等艺术家作为评委，让学生们的艺术活动得到专业人士的指导和鼓励，更加 **127**

促进学校艺术活动的水平。

从艺术节活动的举办形式上看：

（1）艺术节为了提高各团支部在艺术节中的参与度与自主性，采用招标的方式，积极组织学校各级团组织和各级学生组织参与到艺术节各项活动中，使学生参与度更高，影响力更广。艺术节的各项活动通过顶层设计、招标投标的方式产生，并根据经验对活动招标方式及要求进行进一步的规划要求，这不仅加强了艺术节的整体规划性，也充分的调动了各学院师生的积极性，鼓励大家各尽其才，踊跃参与。

（2）由团支部承办艺术节活动，结合团建创新工作将学生艺术教育深入基层，进一步提高了同学们在参与艺术活动的自主性与积极性，推动学校校园文化建设，得到了广大师生的一致认可。

视窗："青春舞动校园，艺术点亮人生"

——学校第十一届艺术节开幕式隆重开幕

5月4日晚，学校第十一届艺术节在三楼报告厅隆重开幕。党委书记吴建伟、校长高思华、党委副书记常江、党委副书记谷晓红、副校长徐孝以及学校各学院、各职能部门领导出席了本次艺术节开幕式。

开幕式上，党委副书记谷晓红致开幕辞，她首先代表学校全体师生对本届艺术节的召开表示热烈的祝贺。她说，学校一直十分重视艺术教育和艺术普及工作，校园艺术节是学校全面贯彻教育方针，加强校园文化建设的重要阵地，是充分展示学校素质教育成果、营造高雅校园文化氛围的重要途径，也是学校办学历程中形成的一道亮丽风景线。校园有了文化，才会有深厚的底蕴，校园有了艺术，才会有灵动的精神。希望同学们用自己的青春与活力在艺术节这个舞台上尽情展现自己的特长，展示自己的风采，愿艺术让同学们的生活更美好，身心更健康。

本届艺术节艺术展演活动邀请到了中国音乐家协会合唱联盟

理事潘明、青年作曲家指挥家韩学周、曲艺表演艺术家张涛、北京人民艺术剧院国家一级演员张帆等艺术家作为展演评委。党委书记吴建伟和校长高思华现场为艺术家评委们颁发了聘书。

开幕式现场，校领导、学校党委常委还现场展示了他们利用五一假期为同学们准备的特殊礼物——倡导绿色生活、节约低碳的环保袋，上面是他们亲手绘制的图案和给同学们的寄语。

本届艺术节以"青春舞动校园，艺术点亮生活"为主题，采用了两个会场的全新活动形式，让同学们不必受到活动地点的限制，可随时随地感受艺术魅力的所在，加入到艺术节的活动中来。在为期1个月的时间里，将开展团支部艺术展演、艺术节风采展示、艺术节文艺演出等系列活动。包括学生会承办的民族艺术进校园曲艺专场、"我能，我秀，我青春"团支部艺术展演暨颁奖晚会、艺术团承办的"艺术之魂"系列讲座、"乐不思蜀"曲艺创作新锐挑战赛、民族管乐展示、"十年含笑半步颠"曲艺团十年专场演出、中药学院承办的"激情世博，精彩你我"才艺大赛、针灸学院承办的"谁不说咱家乡好"各地文化风情民间艺术展、管理学院承办的"红五月吾爱吾国"合唱比赛、护理学院承办的"韶光舞动　共同欢唱"文艺演出、人文学院承办的"星舞台"外文歌曲大赛、叮当街舞社承办的"舞现精彩"街舞秀、武术协会承办的"武动青春"武术表演、御风轮滑社承办的"激情轮滑"轮滑大赛。

青春舞动校园，艺术点亮生活。在火红的五月，学校第十一届艺术节通过不断创新的形式和更加丰富的内容，为同学们展现自我提供了更为广阔的平台，不仅能展现当代大学生健康向上的生活态度，更能展现北京中医药大学的办学特色和北中医人独有的精神风貌。

——艺术节"党在我心中"歌咏合唱比赛圆满结束结束

为纪念中国共产党成立90周年，抒发全校学生热爱党、热爱祖国、热爱社会主义的豪情壮志，结合学校第十二届艺术节，管理学院于5月18日在三层报告厅举办了"党在我心中"歌咏　129

合唱比赛，学工部副部长冯伟，校团委书记范璐，管理学院党总支副书记张才纯，基础医学院党总支副书记杜伟以及各学院团总支书记及教师代表出席了活动。

参与本次合唱比赛的团支部均有各学院推荐，同学们的表演形式多样，配以朗诵、舞蹈、电子琴、小提琴等艺术形式，使活动更加丰富多彩，伴随着同学们悠扬的歌声，现场气氛逐渐升温，共同沉浸在红歌的海洋之中。09工商团支部《十送红军》的精彩情景，09心管团支部别具特色的舞台队形和手语表演，09英语团支部的军装正步，以及10中药制药团支部专业唱腔和指挥老师的精彩表演配合，都让在场观众印象深刻，掌声雷鸣。最终10中药制药的同学以96分的优势获得了"党在我心中"歌咏合唱比赛的一等奖。

此次比赛的成功举办加强了班级团支部的凝聚力，促进了各个学院之间的联系，在表达了全校师生爱党爱国情怀的同时，也充分展现了大家的朝气与活力，更为学校的校园文化建设作出了巨大的贡献，为第十二届艺术节的完满闭幕加添一抹亮彩。

二、学术节营造尚学氛围

学术节是校园文化建设的一个重要内容，旨在通过学术交流活动，加强校园科技文化建设，促进学校教学、科研的发展。自1999年以来，已经举办了15届。每届学术节都有鲜明的主题，围绕主题学校及各院系都举办内容丰富、形式多样的学术活动，14年来共组织学术活动900余场，促进了多学科、多层次的学术交流，提高了学术水平，推动了学校科技事业的跨越式发展。近年来，学术节分别以"迎评促建展风采，博观约取攀新高""回顾十年历程，弘扬岐黄学术""聚岐黄英才，建研究平台；展大学文化，创学术校园""庆党建弘扬岐黄精华，迎校庆彰显杏林风采"为主题，紧紧把握学术前沿，开展了高水平学术报告、学术交流、学生学术报告、大学生科研课题招标等活动。在学术节的基础上，形成了全年学生学术活动的格局，以自然年为周期，举办创业方案大赛、学生科研课题招标和结题、学生论文大赛以及贯穿全年的系列学术讲座等活动，最后以学术节作为全年学术活动的高潮。

学术节的举办已经积累了大量成果：

（1）扩大交流，浓厚氛围。15 年来，学术节共举办大型学术讲座近百场，先后有多名院士及国内外知名专家到校讲座，专家们从不同学科、不同领域阐释了学术观点，使广大师生开阔了眼界，启迪了心灵，丰富了校园文化。这种格局不仅丰富了校园学术文化氛围，促进大学生学术活动的全年开展，也与北京市、全国的"挑战杯"大赛相衔接。5 年来，学生科研课题招标共有256 支团队中标，参与课题研究学生人数近 1300 人，资助金额240 万元。5 年来，共获得北京市"挑战杯"活动奖项 15 项，其中 1 项作品在全国"挑战杯"中国大学生创业计划竞赛中获铜奖。

（2）学术报告，数量激增。自 1999 年以来，学校已经举办了 15 届学术节，在这 15 年来共组织学术活动 900 余场，促进了多学科、多层次的学术交流，提高了学术水平，推动了学校科技事业的跨越式发展。图 2 - 2 - 12 为学校 10 年来学术报告数量的变化，从讲座数量来看，学术节效果反应良好，学术报告的数量也呈逐年递增的趋势，特别是近 5 年来，各学院和附属医院积极

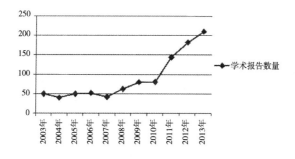

图 2 - 2 - 12　2003 ~ 2013 年学术报告数量

开展学术报告，收到了良好的成效。

学术节不仅讲座数量呈现逐年递增的趋势，其活动形式也更加丰富多彩。在学术节期间不仅增加了学术沙龙，甚至还有社会实践等形式，加强了校园科技文化建设，促进学校教学、科研的发展。与此同时，校团委组织的学生活动也十分精彩，增加了学生各项技能比赛、辩论会和社会实践等活动，加深了同学们对于专业学习的了解，同时也提高了同学们的科研素质与科研能力。

三、文化节篆刻人文烙印

文化节是学校继学术节、体育节、艺术节之后的又一重要品牌活动，对于进一步继承和弘扬中华优秀传统文化和中医药文化有着重要的意义，其已成为校园文化生活中不可或缺的内容。校内长期坚持活动的学生文化社团达30余个。各种形式的社团文化活动不仅大大丰富了学生的课余文化生活，而且已成为大学生进行自我教育、自觉提高文化素质的重要形式之一（图2-2-13）。

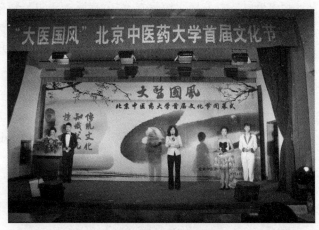

图2-2-13　文化节闭幕式现场谷晓红书记正在致辞

学校文化节以"大医国风"为主题，由校团委牵头，各学院承办，请各职能部门和各学院、部等二级单位全力协助，学生会、社团理事会发动学生社团组织积极参与。文化节的主要内容是以展示传统文化为主，使同学们重温国学经典，体验华夏文明的精髓，感受大医大家的品格操守，进一步弘扬中医药文化。文化节精巧构思，设计新颖，经典活动包括各学院发起组织的文化创意作品展示会：由校团委、校艺术团承办的民族艺术进校园专场演出；由校团委、社团理事会承办的"经典再现·传统文化体验馆"，包括民乐展、书画展、服饰展、棋艺展、汉字文化展、历史文化展、中医中药展等；由基础医学院承办的"好学敏思·传统文化知识状元榜"；由管理学院、人文学院共同承办的"翰墨书香·经典誊写大赛"；由护理学院承办的"国风雅音·经典诵读会"；由基础医学院承办的"传统文化对对碰"——传统文化知识趣味比赛。

　　传统文化的教育，不仅仅是书本上的繁体字和古文古诗，更是身为一个中医人应承担的传承使命与责任感。自2010年首届文化节开幕以来，作为校园经典品牌之一，历届传承，文化节的系列活动已经成为传播优秀文化、弘扬民族精神、展现杏林风采、建设和谐校园的重要素质教育阵地。

视窗：

　　"大医国风"北京中医药大学第二届文化节

　　11月3日下午，"大医国风"北京中医药大学首届文化节在体育馆三楼隆重开幕。校党委书记吴建伟教授、党委副书记谷晓红教授、副校长徐孝教授、校长助理王伟、邹国强、冀来喜、陆广莘教授、钱超尘教授、鲁兆麟教授、王琦教授、张其成教授，以及学校各职能部门、各学院的领导和专家出席了开幕式。来自全校各学院700余名学生代表参加了开幕式，开幕式由党委副书记谷晓红主持。

　　开幕式上，党委书记吴建伟致开幕辞，吴书记在讲话中首先代表学校党委对北京中医药大学首届文化节的召开表示热烈的祝贺。他讲到，文化节是学校继学术节、体育节、艺术节之后的又 **133**

一重要品牌，本届文化节的主要内容以传统文化为主。希望同学们通过积极参与本届文化节的各项活动，能够重温国学经典，体验华夏文明之精髓，感受大医大家的品格操守，进一步弘扬中医药文化。希望学校文化节能够作为校园经典品牌之一，历届传承下去。使文化节的系列活动成为传播优秀文化、弘扬民族精神、展现杏林风采、建设和谐校园的重要素质教育阵地。希望同学们能够在文化节的大舞台上感受文化、学习文化、展示文化，做先进文化的参与者、学习者和传播者。希望老师通过文化节受到更多的启示，进一步强化教书育人的功能，全体教工在各自岗位上，在第一课堂和更广泛的第二课堂，让学生的全面素质得到提升。

之后，与会校领导为文化节特邀专家陆广莘教授、钱超尘教授、鲁兆麟教授、王琦教授、张其成教授颁发了学校首届文化节传统文化专家聘书。校领导还为各学院学生代表颁发了传统文化书籍和经典誊写本。

开幕式现场，700余名师生还集体合诵了《大医精诚》（选段），诵读者精神饱满，字字铿锵，富有感染力，充分展现了德才兼备、德术双馨的中华文化接班人们"成大医，展国风"的魄力与才干。最后"大医国风"北京中医药大学首届文化节开幕式在民乐团的精彩表演中结束。

"大医国风"北京中医药大学首届文化节，经过精巧构思。共设计了经典诵读会，经典誊写大赛（图2-2-14），读书心得大赛，传统文化知识状元榜，传统文化体验馆，"百家"讲坛，中医文化弘扬志愿者行动等多个环节。为倡导学生主动继承和发扬中华文化精髓，全面营造学校浓厚的特色文化氛围提供了平台。

四、生活节修养生活情节

为展现北中医学子的青春风采，丰富校园文化生活，创立和谐的校园生活文化环境，从2010年开始，在成功举办多届寝室文化节和饮食文化节的基础上，学校后勤处、学工部、团委主办，

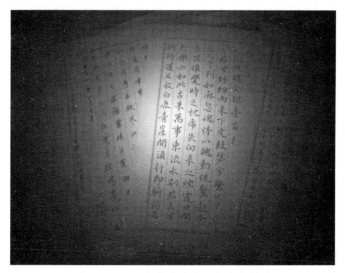

图 2 - 2 - 14　文化节书法比赛参赛作品

各学院党团总支承办协办了大型生活文化节活动。第一届生活文化节由饮食文化节、寝室文化节、教室文化节三项活动组成，从生活文化的角度将学校已多年成功举办的寝室文化节、饮食文化节等元素纳入生活文化节中，以喜闻乐见的活动形式在同学们最熟悉的食堂、宿舍、教室中开展活动，要让广大青年学生在当下现实生活中，从小事做起、从身边做起、从自己做起，旨在构建学校良好的生活德育环境，通过学校师生的共同努力，帮助同学们树立正确的生活价值观，并在学校树立起有北中医特色的生活文化。第二届生活文化节在沿袭首届生活文化节中教室文化节、寝室文化节、饮食文化节等经典活动的基础上，又增加了生活大讲堂、生活实验室、生活小剧场等贯穿于上述三个模块的综合性活动，以全方位、多层次的角度来引导同学们和后勤员工共同在校园的教室、寝室、食堂等生活环境中打造"绿色健康和谐"的北中医生活文化和生活德育氛围（图 2 - 2 - 15）。

此外，第二届生活文化节还注重在原有活动基础上的创新和发展，同时也更注重以喜闻乐见和生动互动的形式让后勤员工和　135

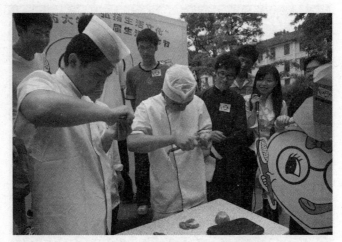

图 2 – 2 – 15　生活节厨艺大比拼活动现场

师生们共同参与到校园生活环境和生活文化的建设中，让广大教职员工和青年学生们真正从当下的现实生活中，关注自己、关注他人、关注的生活，用自己的双手和行动共同构建学校良好的生活文化和德育环境。这对于学校进一步开展和搞好文化节具有重要的指导意义。在文化节的举办过程中，学校以社会主义核心价值体系为宗旨，以满足学生的精神文化需求为出发点和落脚点，培养学生高度的文化自觉和文化自信，提高文化素质，增强文化软实力，弘扬中华文化，为营造学校文化氛围发挥积极作用。杏林学子能够在参与中感受，在体验中领悟，在学习中成长。今日之责任，不在他人，而全在我少年。希望同学们通过文化节的熏陶，能够真正地肩负起传承中国传统文化，传承中医药文化的使命，成为一名合格的、优秀的中医人。

视窗：北中医生活文化节简介

将传统文化与现实生活有机结合，打造具有北中医特色的生活文化是举办生活节的初衷。2010 年，学校举办了首届以"享受校园时光，弘扬生活文化"为主题的生活文化节，主要由以"杏林美食传四海，学子体健济苍生"为理念的饮食文化节、以"厚德修身齐小家，仁心建树康万家"为理念的寝室文化节、以"领略岐黄之神韵，感悟医道之庄严"为理念教室文化节三项活动组成。推出"吾爱吾师"尊师重教行动，并将 2010 年 9 月定为学校第一届教室文化节的"尊师重教月"。2011 年生活文化节，增加生活大讲堂、生活实验室、生活小剧场活动，举办"十佳北中医之最——记录精彩生活，真诚感动你我"的评选活动，评出了"最绿色、最健康、最快乐、最感人、最幸福、最温馨"等以校园生活为主题的奖项。生活文化节从生活德育的角度出发，贯彻全员育人、全方位育人、全过程育人的理念，培养大学生积极乐观的心态和饱满向上的精神状

北京中医药大学第六届"塑我心，爱我舍"寝室文化节

1. 活动意义

宿舍是构成同学们校园生活非常重要的一部分，卫生整洁，和谐安全的宿舍环境，对于学生的身体健康和安全至关重要。而且，卫生整洁不仅仅是一种视觉上的美观，还能体现学生正确的审美价值观。学校对宿舍的严格要求，更是学生培养自我管理能力的巨大动力。以"塑我心，爱我舍"为主题的寝室文化节，倡导学生建立的主人翁意识，和和谐相处的生活态度，共同构建大学时代的和谐宿舍。

2. 活动时间

2011 年 5 月至 6 月；2011 年 9 月至 12 月。

3. 活动内容

（1）前期宣传和动员：2010 年 6 月至 10 月。

以海报和传单的形式宣传，告知本次活动的主要流程以及要求。

以会议的形式通知各班级和团支部，并举办主题班团日活动，充分了解活动内容、活动方案，调动同学们参与活动的积极性。

（2）全面建立和完善学校宿舍卫生安全达标检查的相关制度　137

和规范（2011年5月至6月；2011年9月至12月）。

完善学校《学生手册》中宿舍定期卫生达标检查制度，并列入详细的达标规范和要求，严格将达标规范检查结果作为学生综合量化、先进集体和个人等评优工作的指定项目。对于不达标的宿舍要限期整改，同时对于多次违反《北京中医药大学宿舍卫生和安全标准》的宿舍集体和个人均取消各项评优资格。

加强院系辅导员进宿舍标准化检查机制，明确辅导员进宿舍的职责和任务，并制定相关规章制度，如每季度按照班级定期上交检查记录等。完善并加强学院卫生安全达标检查制度的执行力。每个学院应定期对本学院的宿舍进行宿舍卫生安全达标检查，由主管副书记牵头组织辅导员、班主任负责本班级的宿舍卫生安全情况，并进行标准化评分工作，同时对优秀宿舍和不达标宿舍分别作为典型通报，辅导员有义务督促所有未达标的学生宿舍限期整改。

以班级为单位，建立生活委员为成员的学校生活文化管理小组，宿舍长兼任各宿舍卫生安全员，各学院定期对各班级生活委员、宿舍卫生安全员召开例会、开展培训；并组织参加学校生活文化节相关活动。

由各学院生活文化管理小组对本学院宿舍开展自评，并由学校生活文化小组组成督查队对其他学院进行互评，进行标准化评分工作，由学校公寓管理中心抽查进行督查，一共对学校1500个宿舍均进行标准化检查。

（3）"塑我心，爱我舍"优秀寝室文化及美化设计大赛（9月至11月）。

"舍标设计"：各宿舍为本宿舍设计一个舍标，必须是宿舍原创。"舍标"需要体现本宿舍的特点，并且健康向上赋有创意。

舍服与舍歌设计：舍服与舍歌必须是原创，不得过量使用非原创材料。舍服可以只有设计图纸，舍歌可以只有歌词，但内容必须健康积极向上。

宿舍公益广告设计：以"勤俭节约，爱护公物，安全防范，文明卫生，团结友爱"为主题，倡导勤俭节约意识；引导大学生爱护公物，珍惜资源；增强大学生的自我保护意识；引导大学生做文明新人，树文明新风，形成团结友爱的良好风气。

海报和DV及手工作品展示：各个宿舍用海报展示宿舍的成员或宿舍的特色文化内涵，海报必须是原创，尺寸为90cm×120cm；DV可以记录本宿舍生活中最具特色的生活片段，也可以是自己精心设计的宿舍风采展示，生动体现寝室同学的日常生活和学习状况，片长在3~6分钟。手工作品必须为宿舍原创，其内容与风格不限，但要积极健康。

（4）《宿舍成长手册》及优秀《宿舍成长手册》评选活动

对全校各年级所有宿舍发放一本《宿舍成长手册》，通过《宿舍成长手册》记录每个宿舍最具有意义事件，引导同学们建立起良好的宿舍文化。同时建立电子成长手册，以DV、电子杂志等生动活泼的形式记录并展现学校的寝室文化。

（5）优秀宿舍评选

结合宿舍标准化检查结果和优秀宿舍设计大赛活动的评选结果，评选出年度十佳优秀宿舍。

五、体育节磨砺强健体质

为了贯彻科学发展观、落实中共中央国务院《关于加强青少年体育，增强青少年体质的意见》的精神，大力开展"全民健身"计划和"阳光体育"工程，进一步提高学校的田径运动水平，促进学生德、智、体、美、劳全面发展，给全校师生提供一个运动舞台，让大家尽情发挥自己的运动才能，充分感受体育运动的无穷魅力，迄今学校举行了33届师生田径运动会。从2005年起，学校已成功举办了10届体育节，旨在通过体育节这一集中展示的平台，活跃校园文化，凝聚师生友情，联络中外学生感情，体现各院系的良好精神面貌和竞技水平。通过体育节还可以进一步发掘群体体育活动的扩展空间；进一步加强体育学术研究与交流；提炼学校人才培养的体育特色模式，使学校的校园体育氛围更加浓厚，体育运动水平进一步提高。

视窗：体育节大事记

2005 年　第一届"弘扬奥运精神　展学校园风采"体育节

2006 年　第二届"杏林香　中国风　奥运魂"体育节

2007 年　第三届"和谐校园　阳光学子　动感体育"体育节

2008 年　第四届"扬奥运精神　展岐黄风采"体育节

2009 年　第五届"跨越巅峰时刻　铸造辉煌起点"体育节

2010 年　第六届"传中医之魂　强杏林体魄"体育节

2011 年　第七届"塑杏林健儿　扬岐黄风采"体育节

2012 年　第八届"强岐黄体魄　绽杏林芬芳"体育节

2013 年　第九届"青春岐黄梦，活力杏林凤"体育节

北京中医药大学第五届体育节活动方案

——"跨越巅峰时刻，铸造辉煌起点"

本次活动共有 19 项内容，分为三个篇章

第一篇章　以文助武　同庆北中医盛典——知名专家首当其冲

一、邀青春之笔，采运动之风——征文活动

结合学校第五届体育节，在全校范围内征集以体育为主题的文章，文章题材可以有诗歌、散文等各种形式，获奖文章将在学校《翱翔》杂志上发表。

二、集浪漫之影，美健儿之形——摄影比赛

在全校范围内征集以体育运动为主题的摄影作品，获奖作品将在校内宣传栏和网上展出。

三、请盛名之师　赞体育之魂——体育沙龙

1. 拟邀请现任国家队女足总教练商瑞华先生、前国家队女足教练现北京足球队女足主教练王海鸣先生走进校园传授技艺与学生互动，使学生能够近距离感受体育名人的魅力，体验体育运动的内涵。

2. 在体育节期间还将邀请体育专家进行体育知识讲座，使同学们能获得更广泛、更全面、更专业的体育知识与技能，从而更深层次地了解体育、融入体育、享受体育。

第二篇章　跨越巅峰　共铸北中医辉煌——两杯三赛　精彩纷呈

一、"两杯"——团结杯、凌云杯

1. 第八届师生"团结杯"足球赛

由校团委和体育教学部主办，校学生会体育部承办。学生以学院为单位参赛，并邀请教工队和校女子足球队联合组队参加。目的是培养师生的整体意识和团队协作精神，增进师生间的互动与交流。

2. 第七届师生"凌云杯"篮球赛

本届比赛由校团委和体育教学部主办，校学生会体育部承办，学生以学院为单位参赛，同时邀请教工队参加。本项活动极大地丰富和完善了学校学生课余体育活动；巩固和加强了学生会工作平台下的知名品牌活动建设；创建和引领了校园多元文化的发展；同时配合学校第五届体育节激发同学们的运动热情，把学校体育活动推向高潮，以最佳的活动氛围展现出了北京中医药大学学子们的风貌。

二、"三赛"——田径运动会、传统体育运动会、健美操健身舞蹈大赛

1. 第30届师生田径运动会

本届运动会是由校体育部和校工会共同主办，组队方式为：①学生——六个学院分别组成一队、二队，研究生部、台港澳医学部和国际学院单独组队；②教工队——以机关总支和学院为单位组队。

2. 传统体育运动会

由校体育教学部主办，其目的是弘扬中国传统文化，检验学校传统体育教学成果，提高学校传统体育水平，增进各班级间的团结与交流，运动会共设十个集体比赛项目，全校学生以班为单位参赛。

3. 健美操、健身舞蹈大赛

由校体育教学部主办，其形式全部为自选动作，旨在充分发挥同学们的创作力和想象力，充分展现大学生的青春活力和蓬勃　141

向上的精神面貌。

第三篇章　百家争鸣　放飞北中医梦想

——八大学院　各显其能；教职员工　争拔头筹

1. "我运动，我健康"羽乒大赛

由校团委、体育部指导，校学生会承办，其目的一方面为了提高广大同学的身体素质，培养当代大学生健康的生活方式和健全的品质，丰富校园文化生活；另一方面为进一步规范学校体育比赛的各个方面，同时也旨在提高学校同学的体育竞技水平，更为了打造传统品牌项目，向各界校友以及祖国华诞展现学校体育建设方面的成就。

2. "非常二加一"篮球赛

"非常二加一"篮球赛由基础医学院学生会承办。三对三街头篮球因具有不受场地及人员的限制、运动地点及时间比较灵活的优势而深受篮球爱好者的喜爱。本次比赛旨在进一步提高同学们的体质和体能，增强同学间的凝聚力与合作精神。

3. "奋进杯"男子足球赛

由中药学院学生会承办，是学校中由学院举办的重量级足球赛，此项活动旨在加强学院间的交流与合作，增强同学们的身体素质，保持同学们的身心健康，丰富校园文化，同时在纪念五四运动九十周年到来之际，为迎接新中国六十周年大庆，献上一份健康大礼。

4. "激情校园"吉尼斯大赛

由针灸学院学生会承办，以擂台的形式，展现学校学生体育竞技方面的特长，创造北京中医药大学的校园吉尼斯纪录。体育吉尼斯是为了拓展校园体育活动的范围，开展与众不同且具有时代意义的项目。秉承体育竞技更高、更强、更快的精神。

5. 电子竞技体育大赛

由管理学院学生会承办。目前，竞技体育日趋多元化，电子竞技亦呈现正规化、多元化、国际化的走向，WCG联赛等电子竞技类比赛也日益得到舆论和公众的认可。

142　　　　此次活动旨在让同学们展现电子竞技实力，体验电子竞技激情外，在"比"的同时还会"教"，通过适当的引导，让大多数同学认清自己当前的首要任务，并且让大家正确认识和对待电子游戏及电子竞技，以促进学校的学风、校风建设，净化校园休闲氛围。

6."青春校园　我有我的 young"

由护理学院学生会承办，各学院同学共同参与的"青春校园　我有我的 young"系列赛事，将在东校区举行，此项活动旨在加强护理学院与各学院间的交流与合作，展现学校护理学院的特点，同时也在祖国六十年华诞来临之际献上一份独特的厚礼。

7. 趣味运动会

由第一临床医学院学生会承办，临床医学院团总支协办。在一系列丰富的趣味活动的引导下，使大家投入学校体育节的欢乐气氛和健身运动的热潮中，活跃校园体育文化氛围，提高高年级医学生和研究生的休闲生活质量。

8. 篮球友谊赛

由研究生部学生会承办，目的是通过校际之间的体育交流，搭建一个展现研究生风采的舞台，为体育节增色添彩！

9. 乒乓球大赛

由人文学院承办，本次比赛采用男女混合双打的形式，旨在丰富同学们的课余生活，调节学习与生活的压力，进一步增强同学间的友谊，加强团队合作精神，展现国球风采。

10. 教工羽、乒大赛

本次比赛由校工会主办，以"我锻炼，我参与，我快乐"为主题。目的是通过比赛进一步丰富教职工的业余文化生活，调动全校教职工参加体育锻炼的热情，以强健的体魄、良好的身心积极地投入到工作中去，为学校的建设和发展作出贡献。

第四篇章　欢聚之时　尽展学子风采；岐黄之日　崛起信心中医——师生同台　武舞同辉

体育节开幕式、闭幕式表演

1. 开幕式

（1）校武术队表演（图 2 - 2 - 16）。

143

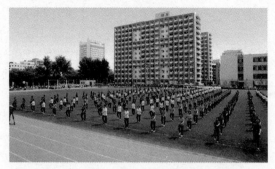

图 2 - 2 - 16　教职工太极队开幕式表演

（2）教工功法——"易筋经"表演。

（3）学生中华健身操表演。

（4）校领导带领师生启动春季"慢跑"仪式（图 2 - 2 - 17）。

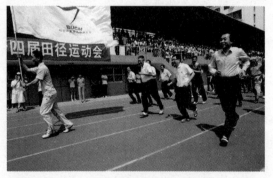

图 2 - 2 - 17　校领导启动春季"慢跑"仪式

2. 闭幕式

（1）美操、健身舞蹈冠军队表演。

（2）跆拳道表演。

（3）校武术队功法"太极扇"表演。

（4）校健美操队表演。

第四节　推进"远志"工程，开展职业生涯教育，立志成人

远志归心、肾、肺经，是一味性味苦辛的中药，"远志"工程就是取其安神益智、祛痰开窍、消散痈肿之功效和益智散结的寓意，是指通过积极转变学生观念、深化对学生的辅导，树立学生远大志向，扎实开展大学生职业生涯教育，培养学生正确的职业观，提高学生的创业能力和就业竞争力。

职业发展与就业指导教育是贯穿于大学生大学学涯的以帮助学生全面、科学成才的系统性学科，是三个课堂有机结合的教育过程。有效的职业生涯发展与成才观教育，能够使大学生接受到最适合自己特点的职业教育，确切地了解所选职业的特点、职业素质的要求，帮助学生找到适合自己的职业，为他们事业上的成功和人生价值的实现提供良好的开端。

目前，在国内外已经广泛开展职业指导教育，由此延伸的对深化素质教育改革，促进高素质人才的培养，落实人才资源合理配置的重要性、必要性以及迫切性，已越来越引起社会的充分认识和重视。

一、《大学生职业发展与就业指导》课程的开设与发展

大学生职业发展与就业指导教育工作经历了从启蒙，到实践，再到特色探索的过程，北中医于 2008 年开设《大学生职业发展与就业指导》课。本课程在教研室主任谷晓红教授的带领和全体老师的共同努力下，经历五年的教学实践工作，取得了较好的教学效果，在学生成长、成才，提升综合素质，增强就业竞争能力等方面发挥了重要作用。

（一）课程性质与开设目的

《大学生职业发展与就业指导》课程经学校教育指导委员会　**145**

决议通过，设置为36学时、2学分必修课程，授课对象为全校本科及本科长学制学生，教学组织部门为学工部。本课程现阶段作为公共课，通过激发大学生职业生涯发展的自主意识，树立正确的就业观，促使大学生理性地规划自身未来的发展，并努力在学习过程中自觉提高就业能力和职业生涯管理能力。在教学实践当中，将教育与教学有机结合，针对学生不同成长阶段的诉求和不同学生群体的需要，结合专业特色，把职业指导教育贯穿于学生成长成才的全过程。在入学主题教育中，通过"医学生誓言"，庄重许下承诺，为中医学事业努力学习，奉献终身；通过"成才教育"等单元，使新生尽快进入大学学习生活状态；以"大医精诚"精神教育贯彻于中医学生的整个培养过程，培养精诚合一、德术并重的中医药人才；引导学生先学做人后学做事；在毕业季主题教育中，通过开展主题教育活动，帮助毕业生做好步入社会的职场准备，增强适应社会的能力。

努力构建有利于学生知识、能力、素质协调发展的整体优化教育体系。课程体系从单纯强调知识传授，向注重知识、能力、素质综合培养方向转变。使传授知识、培养能力、提高素质融为一体，并贯彻到整个教学过程中。不仅要教给学生知识和技能，而且要塑造学生的品质。同时，针对学校学生的实际情况，将课程教学与社会实践相结合，既重视课堂教育，又注重引导大学生深入社会、了解社会、服务社会。

（二）教学模式的构建

构建全程辅导新模式。所谓全程辅导模式是指大学生职业生涯规划辅导要贯穿大学生从入学到毕业的全过程，结合专业特色，根据各个阶段学生的特点采取不同的教育方式和专题化的教学内容，进行与大学生发展要求相适应的辅导。要加强职业生涯规划辅导工作的连贯性和针对性，提升大学生的就业能力。新模式应该在大学生入学之初，就与学生分享专业特点、发展趋向及社会需要，对人才素质、知识结构和能力结构要求等，以便学生在大学学习和生活中逐步积累这方面的知识和能力，有计划、有步骤地设计自己的学习计划和目标，实现全面发展，迈出人生职业生涯关键性的第一步。

构建立体辅导模式。目前，从对国内部分中医药院校调研的情况中可以了解到，大多数学校大学生职业生涯规划辅导工作的组织体系是隶属于学工或招就部门也有隶属教务部门，这种模式的不足是非专职化的管理常掣肘于具体的日常操作事务，对学生进行职业生涯规划辅导所需要的人员不到位、场地不到位，辅助工具不到位、宣传与交流不到位的现象普遍存在。鉴此实情，对学生职业生涯规划工作的运作采用"学校－院系－班级"三级管理模式，学校成立职业辅导中心，进行宏观管理和监督，负责制定职业生涯规划辅导工作的方针、政策、思路、课程建设等；各个院系建立职业辅导工作站，结合专业特色制定符合学生个性特点的具体的职业生涯规划方案；班级组建职业发展社团或沙龙，进行学生之间的交流，通过多种形式的互动与交流实现自我教育与成长，这样的立体三级管理模式有利于提高职业生涯规划辅导工作的实效。

构建团体辅导与个体辅导结合的模式。将共性指导与个性辅导相结合，课内与课外相结合，主管部门负责全校层面辅导工作的协调和指导，统一组织具有专业化水平的职业发展教师开展辅导工作，为学生提供个别和团体辅导，开展学生职业发展的调查研究，制定学生生涯发展计划和培训方案；组织学生开展活动，并为活动提供理论指导；指导学院职业发展教育工作。突出个性化色彩，依据学生自身条件和要求，结合职业的发展前景和社会发展利益所制定的具备个性化特征的就业方案。为每个学生建立一份记录着生理特点、兴趣、职业能力倾向、个人特征及家庭背景的个人资料档案。学校为学生提供不同行业就业情况的报告，包括职业性质、发展前途、就业的难易程度。然后对学生进行择业意向测试，了解他们的特长和兴趣，帮助其分析可行的职业选择，建立一套基本符合个人实际情况的完整的职业生涯规划方案，并对其进行跟踪和辅导，适时进行调整和修正。

通过二者有机结合从而达到以下四个目标：帮助学生掌握职　147

业技能；帮助学生了解社会变化，转变就业观念；帮助学生了解职业需要，准确自我定位；帮助学生了解社会需求，提高自身素质。

构建以大学生综合素质培养为主旨的职业生涯教育模式。对大学生而言，综合素质是大学生在人才市场竞争中的核心竞争力。综合素质往往表现为一个人的潜在能力，这种素质比专业素质和学习成绩更为重要。从长远看，在一个人的职业生涯中，缺乏综合素质就不可能有所发展与进步。同样，作为中医药事业的准执业者，完备的传统中医药文化教育、医学人文素质教育、医学德育教育都将成为职业发展的要件。因此，要把大学生综合素质的培养融入日常的职业生涯教育中去，并成为其中的重要内容，以促进大学生的全方位的成长成才，将有助于教育者传承中医药事业、传播中医药文化，培养高质量的专业人才。

（三）效果与评价

5 年来，课程组完成了全校 118 个班次，1416 个学时的教学工作。学校教务处每学期都组织学生对全校教师授课情况进行评价，学生对本课程评分平均标准都超过 85 分。仅以 2010 年至 2011 年第二学期为例，学校公共课平均 91.9 分，本课程组平均分 90.06 分。作为一门新开课程，课程组也非全部为专业人员，教师们的辛苦努力得到这样评价实属可贵，为学校教育教学工作作出了重要贡献。

此项教学工作分为三个学年完成，根据学生的入学适应期、学涯发展期和就业准备期的不同特点，结合学生在不同时期的需求，开展有针对性的工作，这也是北京中医药大学的教育特色之一。2012 年，学校输送了首批接受过职业指导教育的学生进入职场，服务社会，截至 8 月，就业率再创历史新高，达到 97.16%，稳居北京市前列，实践再次验证了此项教育工作的实效性。

2013 年 9 月教研室编写了《医药大学生职业发展与就业指导教程》，作为新世纪创新性教材，在全国中医药院校中产生了积极的影响。同年底，教研室在完成了第一轮教学任务后，即获得了校级教学成果二等奖。

结合学生的需求与本课程在全校专业教学工作中的特殊意义，课程建设将在未来的几年内，在不断改善教学条件、教材编写、课程管理、师资队伍建设和加强科学研究的基础上，注重突显特色，努力打造一支专业化的精品教学团队，建设精品课程，同时，也为全国中医药院校在加强大学生职业发展教育上作出有益探索。

作为全国中医药院校学生工作研究会的秘书长单位，学校开展的职业指导教育成果在中医药院校中产生了辐射性的影响并起到了积极的推动作用。

二、就业创业实践基地的建立

实践教育是高校育人的重要组成部分，是提高大学生科学创新能力，增强社会责任感的有效途径；是广大学生走出校园，走入社会的前奏；是增强学生适应能力、融入社会的主渠道。大学生只有走进社会，深入了解我国现状，才能更好地促进自身的发展。

北京中医药大学是一个文化底蕴深厚的高等中医药学府，一直在为弘扬中华传统文化、祖国传统医学贡献自己的力量。几年来，学校实践教育工作不断深入，连续多年获得首都大学生社会实践先进单位，多次获得全国志愿服务杰出集体、北京市志愿服务先进集体等荣誉称号，在北京奥运会、残奥会上，学校志愿者更是为祖国和学校赢得了声誉，展示了岐黄学子的良好精神风貌。学校一直在社会实践和志愿服务的长效机制建设方面做着积极的探索，今年团中央、团市委推行的"青年就业创业见习基地"建设工作也为学校青年学生就业创业提供了新的机遇。

视窗：北京中医药大学"大学生就业创业实践基地"揭牌仪式

2011 年 12 月 6 日，北京中医药大学招生与就业处与北京太洋树康中药饮片厂共同举办了"大学生就业创业实践基地"揭牌仪式。

北京市卫生局党组成员、北京市药品监督管理局党组书记、局长丛骆骆，校党委副书记谷晓红，北京市中医管理局副局长屠志涛，首都医药杂志社社长高军，北京市东城区卫生局副局长赖南沙，招生与就业处处长刘雯华，著名中药专家、国医大师金世元弟子翟胜利、李京生，北京太洋树康中药饮品厂董事长崔国静，北京金典医疗集团公司董事长孟宪利，著名战略整合专家、龙玺堂（中国）策略机构董事长于旭阳等出席仪式。

谷晓红副书记与北京太洋树康中药饮片厂董事长崔国静签署了《北京中医药大学与北京太洋树康中药饮片厂建立大学生就业创业实践基地协议书》。

创办大学生就业创业实践基地是为适应首都医药卫生事业的发展，充分发挥企业的先进设备、技术和管理经验优势，为学生提供稳定的就业创业场所的重要举措。就业创业基地将与校团委的 32 家青年就业创业见习基地、社会实践基地、志愿服务基地相互配合，以锻炼北京中医药大学学生实践操作能力，提升综合素质，提高学生就业创业的竞争力。

三、就业情况分析

（一）毕业生的基本情况

2012 年学校共有毕业生 1936 名，其中博士生 178 人，硕士生 479 人，七年制毕业生 315 名，本科毕业生 802 名，高职毕业生 162 名。截至 9 月 1 日，确定就业去向的毕业生人数为 1881 人，就业率为 97.16%。其中升学 349 人，占毕业生总数的 18.03%；出国 54 人，占毕业生总数的 2.79%。（表 2 - 2 - 1）

表 2 - 2 - 1　2012 年就业进展情况表

层次	总人数	签就业协议	灵活就业	升学	出国	就业率
博士	178	161	12	4	1	100%
硕士	479	272	164	33	3	98.54%
七年制	315	181	90	33	2	97.14%
本科	802	153	285	277	48	95.14%
高职	162	139	21	2	0	100%
合计	1936	906	572	348	54	97.16%

学校 2011 届毕业生共有 2281 人，其中，毕业研究生 974 人，本科毕业生 787 人，高职毕业生 520 人。截至 8 月 30 日，确定就业去向的毕业生人数为 2211 人，一次就业率为 96.93%，高丁北京市平均水平（95.5%）1.43 个百分点。

2010 年，学校共有毕业生 2150 人，其中，毕业研究生 522 人，七年制毕业生 386 人，本科毕业生 760 人，高职毕业生 485 人。在学校就业工作领导小组的高度重视和正确领导下，通过明确任务目标，落实工作责任，在全体教职员工共同努力，毕业生初次就业率达到了 96.79%，创造了历史最高，进入了北京市高校就业工作先进行列，成为学校就业工作的一个新的里程碑。

（二）经验与体会

深化教学改革，招生、培养、就业联动。学校作为全国唯一一所 211 工程建设中医药大学，在全国中医药行业一直处于领先地位。为提高教学质量，增强毕业生就业竞争力，学校成立招生与就业处，参与学校的教学改革、学科专业设置及招生计划的制定；根据各专业的就业情况和社会需求情况，对专业设置和教学培养方式进行调整。

为应对北京市对医疗改革要求，学校及时调整招生计划和教学计划，将原有的七年制专业调整为八年（本科五年＋硕士三年），使得学生在毕业生即可取得四证：学位证、学历证、执业 151

医师证、住院医师规范化培训证，将大大提高学校毕业生的就业竞争力。近年来，学校针对社会对中西医结合人才需求量大的情况，增加了中西医结合相关专业的招生数量，将中医骨伤方向调整为中西医结合骨伤方向；根据社会对医学专业专业学位毕业生需求量大的特点，将部分科学学位硕士研究生调整为专业学位，专业学位硕士研究生招生数量从 2011 年的 162 名（占招生总数的 27.41%）增加到 2012 年的 285 名（占招生总数的 36.54%）；针对医疗部门对学生职业技能要求越来越高的情况，提出"卓越医师"计划，要求在培养上加大临床技能教学比重，在校期间要达到医院住院医师水平；针对中药学专业方向较多的特点，对中药学专业教学安排进行调整，允许学生在进入专业学习阶段时调整专业方向。通过这一系列举措，提高了学生的竞争力，对就业质量的提高起到了良好作用。

加强就业指导，课程咨询全面覆盖。学校于 2009 年 2 月正式开设了《大学生职业发展与就业指导》课程，该课程为面向全校各本科专业（含七年制）开设的通识教育必修课，共计 36 学时，该课程使用学校主编的医学院校就业指导专用教材，课程组由专业教师、主管学生总支副书记及就业指导中心工作人员共同组成。

开展团体和个体职业咨询。依托学校现有的国家职业指导师资源（人力资源和社会保障部高级职业指导师 17 名，中级 13 名），在全校范围内开展大量职业咨询工作。帮助学生认识职业、认识自身，合理进行职业生涯规划。

加强创业指导。创业教育是就业教育的重点，也是难点。学校注重学习提高，作为医药院校代表积极参与全国教科"十一五"规划重点课题"创业教育分类指导有效模式研究"；通过专题集中备课等形式提高创业课程课堂教学质量。同时对好的创业项目在场地、资金、专家指导等方面加大支持力度。近年来，涌现出以"北京康馨源中医健康管理公司""永信中医医院"为代表的一批大学生自主创业典型。2012 年学校更是获得教育部"本科教学工程"国家级大学生创新创业训练计划 150 万元经费支持，目前各项工作正在有序开展中。

宣讲国家政策，树立正确就业观念。学校定期以讲座、就业宣讲、就业教育、知识竞赛、模拟面试等各种形式对学生进行引导和教育，通过解读国家相关政策文件，介绍宏观就业形势，就业技能培训，帮助学生树立正确就业观念，提高就业能力。

通过"选聘到村任职""西部计划""三支一扶""社区工作者"等国家和北京市鼓励毕业生到基层就业相关文件的解读和宣讲，配套出台学校鼓励到基层就业文件，帮助毕业生了解基层，自愿到基层广阔天地发挥作用。2012 年学校共有 71 名毕业生赴西部就业，占总体毕业生人数的 3.66%；志愿服务西部报名为 2人；报名参加聘任村主任、村支书助理的人数为 14 人；自主创业毕业生 4 人；参加选调生 7 人。

贯彻服务理念，优化就业服务内涵，"三管齐下"，保证信息发布渠道畅通。就业信息发布是就业工作的重要环节，学校采取就业信息网、短信息平台、班长联系平台"三管齐下"的方法，保证了就业信息发布渠道的畅通。截至 2012 年 8 月 15 日，就业指导中心共发布就业相关信息 486 条，提供岗位近 6800 个，浏览次数 137 613 次。此统计不包括学校与北医、协和、首医合办的四校联合招聘会、学校招生就业处举办的 5 次中小型招聘会提供的近 11 512 个岗位。

维拓并重，建立就业市场网络。合作交流，建立多维合作关系。改变传统工作模式，在登门拜访推荐毕业生的基础上，通过邀请用人单位参与学校科研、教学、校园文化活动；建立相互促进的多维合作关系。在长期的工作过程中，许多单位与学校建立了良好的科研合作关系；在职业生涯规划课程和部分专业课程中，许多单位参与理论课程的讲授和实际操作的指导；在校园文化活动中，许多嘉宾和评委来自诺华制药、中国中医科学院、中国中医药报社等合作单位。通过与用人单位建立多方位的合作关系，将就业宣传工作渗透到各个方面，对学校就业工作的起到了良好的促进作用。

主动出击，建立全国就业网络。建立在京四所医学院校就业　153

资源共享机制，联合开拓就业市场，特别是北京各区县卫生局市场和京外市场。鼓励各学院在实习基地的基础上发展就业基地，着力建设以北京市为核心，京外经济发达地区为支撑，辐射全国的就业网络。京内走访朝阳区卫生局、丰台区卫生局、东城区卫生局等单位，京外走访河北省人力资源和社会保障厅、山东迪沙药业等，建立多方位合作关系，并邀请以银川市卫生局为代表的全国各地医疗卫生相关单位到学校进行交流招聘，为学生搭建了良好的就业平台。

发动校友，拓宽就业渠道。校友是学校的重要资源，在就业工作中发挥校友的作用是就业工作的重点之一。通过组织校友招聘会及校友返校专题讲座等形式，充分利用学校的校友资源为学校和学生服务。

积极邀请企业举办就业宣讲会和招聘会。2011～2012学年，学校共举办校园宣讲41场，小型校园招聘会5场，大型校园招聘会1场。其中"在京四所医学院校联合招聘会"共有来自全国的180家单位参加，其中医疗机构50%为三甲医院。该招聘会已经成为学校品牌，多家媒体均对其进行了报道。

建设基地，以实习为突破口促进就业。学校积极为毕业生创造就业实习机会，让实习与就业挂钩已是学校的成功经验。一方面集全校之力积极开拓实习基地，另一方面加大力度帮助外地生源学生回生源地实习，协助学生联系实习医院，为学生自主选择实习医院创造条件。目前学校在固有的毕业生教学实习单位基础上，建立"青年就业创业见习基地"33个，每年将为学校提供数百个就业、创业、见习岗位。

落实硬件建设，保障就业工作开展。目前学校就业工作使用场地达到450m²，其中办公面积100m²，专用场地350m²。新建"大学生职业发展指导与咨询中心"使用面积150m²，能够实现就业团体咨询、个体咨询、小型宣讲、资料查询、用人单位面试等各种功能。另有专用教室两间，结合学校两个优先使用报告厅，用于用人单位招聘和宣讲。学校每年划拨60万元就业专项经费，占毕业生在校期间学费的1.33%，保障了就业工作的顺利开展。

　　加强队伍建设，校院两级齐抓共管，落实校院两级就业专职人员配备。就业队伍的稳定是落实专业化建设的关键，学校在人员结构调整时，优先考虑就业专职人员的配备。在配备5名就业指导中心工作人员的前提下，在10个学院均设立专职就业岗位，就业专职人员达到15名。

　　组织专职人员参与就业指导师培训。为加强就业指导工作队伍专业化建设，学校先后组织就业工作人员参加人力资源和社会保障部举办的高级、中级职业指导师培训40人次，目前，学校有国家高级职业指导师17人，中级职业指导师13人。

　　创造学习交流机会。学校重视就业工作的专业化建设，坚持"走出去、请进来"，建立起一支工作能力强、综合素质高的专业化就业工作队伍。坚持"请进来"，近年来共邀请教育部、人力资源和社会保障部等部委以及北京大学、香港理工大学等兄弟院校就业工作领域专家20人次到学校进行工作指导和交流，参加培训和交流的学校专兼职就业工作人员达300人次。坚持"走出去"，学校积极组织就业工作人员到境外考察学习，如香港、美国、新加坡等地，为提高就业工作水平起到了极大促进作用。

　　出台相关政策、制度文件规范工作。出台多个校级文件以统一认识，提高效率，学校先后出台《北京中医药大学关于引导和鼓励毕业生面向基层就业的实施意见》《北京中医药大学关于帮扶就业困难毕业生就业的意见》《北京中医药大学关于进一步完善就业工作激励机制的实施意见》《关于建立"北京中医药大学校领导及相关职能部门与各学院就业联系制度"的通知》《关于做好2011年通过重大科研项目吸纳高校毕业生就业工作的通知》等一系列校级文件，从各个方面对就业工作提出具体要求。

　　制定各项工作制度。学校大力加强就业工作制度建设，规范工作流程，不断提高就业管理水平。制定《北京中医药大学就业工作制度汇编》，对就业工作的各环节都制定了规范的工作制度，对就业工作的流程、目标要求都作出了明确规定。

　　建立就业工作月报制度，各学院每月上报就业工作进展情　155

况；建立调研走访制度，主管校领导牵头到各学院调研走访；建立就业部门参与人才培养模式改革机制，就业部门参与招生、学制设置、专业调整等工作；实施就业工作目标责任制，校党委书记及校长代表学校与各学院签订责任书，将就业工作纳入校、院工作年度考核体系之中。

开展调查研究，提高就业工作水平，加强就业工作调查。为进一步加强就业工作针对性，学校从三个方面积极开展了就业工作的调查与研究。主管校领导每年都带领就业中心工作人员去各学院调研就业工作，并制定相应举措，促进学校就业工作；学校就业中心每年都要利用多种渠道针对在校学生以及已毕业生学生开展调研和数据分析工作；学校鼓励各学院以及学院辅导员加强就业调研工作，学院层面就业调研工作初见规模。

加强就业工作研究。为提高工作水平，学校积极开展各种理论研究和工作方法研究工作。学校作为医药院校代表参与全国教科"十一五"规划重点课题"创业教育分类指导有效模式研究"；主持或参与编写了《大学生职业生涯与发展规划教程（医药院校版）》《医学类专业大学生职业发展与就业指导》《大学生就业不难》《北京地区高校毕业生就业实用手册》等多部就业指导用书；在《中国大学生就业》《中医教育》等相关杂志报纸发表多篇就业指导工作相关文章。

第五节　搭建"龙骨"工程，注重社会实践载体，实践育人

龙骨归心、肝、肾经，是一味性味辛平的中药，"龙骨"工程就是取其收敛固脱、平心安神之功效和强筋壮骨的寓意，是指有组织有计划地让青年学生走出校园，深入社会，进行社会调查和社会实践活动，实现思想政治教育与社会生活、社会实践的结合，提高大学生实践能力，塑造大学生的品和行。一直以来，北京中医药大学积极打造思想政治理论课"课堂"实践活动、专业实习实践活动、日常志愿服务活动与暑期社会实践活动"四位一

体"的实践育人模式，成绩斐然。

社会实践作为大学生思想政治教育的重要途径，有组织有计划地让青年学生走出校园，深入社会，进行社会调查和社会实践活动，实现思想政治教育工作与社会生活、社会实践的结合，是在新形势下加强学生思想政治教育的有效载体，是提高学生思想政治素质和道德品质最直接、最生动的形式。近几年来，北京中医药大学开展了以红色主题教育（爱国主义教育）和白色主题教育（医德医风教育）相结合的"双色主题"医学院校特色思想政治教育模式，注重在实践中培养学生的医德修养和敬业精神。2011 年起，社会实践被纳入研究生必修课，修满 24 学时方可毕业。

一、社会实践教育：目标与特色

（一）树立正确的世界观、人生观和价值观

正确的世界观、人生观和价值观的树立，需要大学生通过融入社会去领会、理解和修正。社会实践可以帮助他们在接触社会的过程中剔除思想中不符合实际的想法，培养踏实的作风，运用辩证唯物主义的观点，有针对性地自觉开展自我教育、自我管理和自我服务，树立正确的世界观、人生观和价值观，真正做到"理想远大、信念坚定的新一代，品德高尚、意志顽强的新一代，视野开阔、知识丰富的新一代，开拓进取、艰苦创业的新一代"。医学生从事的是救死扶伤的工作，在社会实践中培养其"大医精诚"的价值追求就显得尤为重要。

（二）培养大学生的合作意识和团队精神

21 世纪教育的一个重要内容就是教会学生学会生存、学会合作、学会发展，提高和加强他们适应时代和社会发展的团队精神和合作意识。在现实生活中，由于种种原因，特别是信息时代的冲击和独生子女比例增高等因素，使得学生的团队精神和合作意识显得比较薄弱。有组织的社会实践活动通常以团队为单位来共 **157**

同完成某一项既定目标，作为团队里的每一个成员都必须互相配合、紧密合作才能有效地完成任务。在完成任务的这一过程中，通过一段时间的团队共同生活、共同工作，能够使学生养成合作意识和团队精神，认识到合作与集体的重要性。

(三) 促使大学生增长才干，增强奉献社会的意识

大学生在社会实践中，通过独立设计实践方案、与各方面人士广泛交往、总结实践成果等一系列实际问题，促使学生深入思考，综合分析，激发灵感，改变了大学生被动接受知识、实践机会少等状况，从而提高大学生的认识能力、选择能力、社会活动能力、独立工作能力、社会适应能力、创造能力等。在几年的实践过程中，学生们到过边疆哨所，走过西部山寨，去过城市乡村，也进过社区居民家。经过所见、所闻、所感、所思和汇报交流，同学们深刻地认识到了我国医药行业发展的不均衡现状，各地区人民健康的基本条件的制约因素，增加了他们对国情、民情的了解，加深了对党的路线、方针和政策的认识，摆正了自己的位置，增强了为中医药事业献身的决心。

(四) 通过内容和形式的有效设计，促进医德教育

医术来自于实践，医德也来自于实践。根据医德品质形成的内在规律，医德情感、医德行为、医德习惯的形成也需要同学们通过医学实践的平台来获得。医德教育要培养医学生从业以后作为一名医生所应该具有的救死扶伤、博爱、严谨、创新的精神和道德准则。社会实践教育促进了研究生对国情民情的了解，促使研究生了解人民疾苦，与劳动人民建立深厚感情，在实践中不断培养扶危助困、博爱、仁慈、社会责任感等优秀品质。

(五) 与专业知识紧密结合，促进专业知识的学习

通过与专业特点相结合的社会实践，学生可以从中发现自我，锻炼自我，学用结合，积极地把知识转化为自身能力，提高对专业知识的应用水平。要积极引导学生通过第一课堂专业知识

的学习，提高自身技能，用于实践，并在社会实践过程中查漏补缺再学习，形成"学习——实践——再学习——再实践"的良性循环。为此，在组织社会实践活动中，在选择活动项目、确定活动的具体内容方面应结合医学生的专业特点，开展专业实践活动，使学生能学以致用，加深对专业理论知识的理解与掌握，为专业能力的提高搭建社会平台。"实践出真知"，只有在实践中面对和解决具体问题，才能促使大学生对所学知识重新进行思考，大胆提出质疑，学习目的性也更加明确，学习动力更强，对相关知识和能力掌握也会更迅速和牢固。

二、社会实践在暑期

　　暑期社会实践是社会实践的重要组成部分，对于广大学生来说，如何度过这悠长的假期，让它变得更有意义、更充实显得尤为的重要。学校团委开展以"走进社会，一路成长"为主题的"2012 年北京中医药大学大学生暑期社会实践活动"。今年的实践工作重点开展：纪念建团 90 周年寻访行动、大学生志愿服务进基层行动、大学生就业情况调研实践活动、青年就业创业见习活动、城市化研究实践活动、新医改调研实践活动。共组建了 38 支校级重点队伍，450 余名热血青年奔赴内蒙古、江西、重庆、辽宁、河北、云南等 18 个省市自治区开展健康宣教、义诊服务、法律宣传、社会调查等活动。

（一）学校 2012 年的社会实践主题活动

　　"重温成长历程·追寻青春足迹"大学生纪念建团 90 周年寻访行动通过到走访革命老区、爱国主义教育基地，引导学生进一步高举旗帜，树立报效祖国的坚定信念，了解党团历史。提高了学生自身的理论素养和综合能力。"走进老区，红色成长""红色足迹，实践成才"等多支实践队伍瞻仰、参观革命遗址遗迹、革命圣地，走访革命老战士等，谈感想，谈体会，从不同侧面、不同领域、不同阶段的历史变化，回顾党团的奋斗历史，感悟改革开放 30 多年来的伟大成就。

"践行雷锋精神·志愿深入基层"大学生志愿服务进基层行动通过专题讲座、街头访问等形式，开展流行性疾病防治宣传、基本医疗卫生知识普及活动；结合所学，赴基层和落后地区开展短期医疗服务，为农民进行健康普查、健康咨询、免费体检和常见病治疗等活动；通过赴甘肃、江西、河北、河南、北京郊区等地农村进行实地考察、访问、案例分析等形式，调查农村医疗改革现状和存在的问题，提出解决方式和建议；通过实地考察，对农村公共卫生现状进行调查和梳理，形成了可供相关部门参考的调研报告。"志愿青年奉献中华""历练绚丽青春，服务基层农村""走进社区，健康服务""北京市外来购药情况调查"等多支队伍深入基层，开展志愿服务，得到基层群众的欢迎和好评。

"听从党的号召·投身农村建设"全国大中专学生"三下乡"活动、"心手相连走近打工子弟小学""之雨支教队""为留守儿童留住阳光"等多支队伍深入农村，投入到农村建设，尤其是关爱留守儿童，调查当地留守儿童的数量及留守儿童的生活情况，比较城乡差距，了解他们的卫生医疗需求。体检、了解留守儿童的身体状况；进行心理辅导，帮助他们积极向上的面对生活；讲解法律知识，增强他们的自我保护意识及法律意识；通过美术、音乐、手语等教学帮助他们开阔视野；展示现代大学生活和城市风貌，帮他们树立远大的理想。

"弘扬北京精神·见证辉煌成就"首都大学生就业创业状况考察及创业实践活动中，广大青年学生结合自身特点，到符合自身职业规划的政府机关、企事业单位的各个岗位进行就业见习实践活动。其中朝阳区卫生局暑期挂职见习社会实践团20多名同学分别深入朝阳区卫生局机关、卫生监督所等单位进行暑期挂职实习实践，进一步巩固了朝阳区卫生局等一批挂职岗位单位，强化了社会实践的服务就业功能，受到了用人单位、社会和实践学生的多方好评。

大学生城乡发展调研行动是此类活动开展的重点项目，而其中对医疗卫生领域的调研更是将第一课堂和第二课堂紧密联系起来。农村地区作为医疗卫生保险"新农合"的发展阵地，得到了学校广大学子的关注，"新医改下农村医疗状况调查——以京、津、黑、内、新、宁、苏地区为例""对农村新医改现状以及医疗卫生事业的改变的调研"等多支队伍在全国多个省市自治区的农村地区开展了新农合调研活动，获得了有价值的信息，为医疗改革的推进提供了资料。

关注少数民族地区，在同一片蓝天下共同发展。少数民族地区由于自身文化和环境的特点，形成了多种多样的民族医药，了解少数民族的医疗体系和特点，也是传承和发扬祖国传统医药文化的重点之一。因此社会实践的重点之一，就有关于偏远地区或少数民族地区的医药卫生状况调查。管理学院基层团支部"云南省哈尼族、拉祜族儿童青少年卫生状况及生活质量调查"和"偏远地区或少数民族地区的医药卫生状况调查"等多个实践团体，走进少数民族地区，了解当地的医疗状况，宣传医疗知识，为民族医药的发展作出自己的贡献。

学校 2012 年暑期社会实践活动在京内外纷纷展开的同时，青年学生受益匪浅。重点团队的 450 多名同学在京内朝阳区、西城区、顺义区，京外内蒙古、陕西、江西等开展了形式多样、丰富多彩的社会实践活动。实践活动期间，他们定时报送安全信息，及时上传简报，安全有序地进行着社会实践活动，收获良多。

实践促真知，接受心灵的洗礼。在建团 90 周年历史契机的感召下，学校的暑期社会实践颇具特色，突出了红色教育、志愿服务、挂职锻炼为核心的实践形式。在红色教育方面，学生会"红色足迹、实践成才"社会实践团队到陕西省革命老区延安进行参观学习，重温老一辈革命家浴血奋斗的历史。社团理事会"走进老区·红色成长"社会实践团到江西省井冈山学习革命精神，同时为老区人民送去了健康，对部分农村地区"新农合"实施情况进行了调研。

投身各项实践，增加社会责任感。志愿服务活动方面，第二临床志愿者协会"走进社区，健康服务"到京内多个社区进行了健康咨询活动，为人民送去了健康。

瞄准基层居民，提高实践技能。北京中医药大学"中医中药　161

草原行，撒播健康惠牧民"硕博医疗实践队来到内蒙古兴安盟乌兰浩特市，与该盟卫生局医改办主任和该盟第一人民医院管理人员座谈了解当地医改情况，同时与医院合作开展了义诊活动，在活动中，遇到了一个因急性心衰送来抢救的，带队老师侯中伟和于晓通同学参与了抢救工作，展现了中医对于急症的疗效和此行的重大意义。精诚志愿者服务队到顺义区仁和镇北兴村应当地村民要求，进行常见病诊疗咨询的志愿服务活动，提供血压测量、耳针、手诊、推拿等基础服务活动，开展颈椎病、肩周炎等劳损性慢性疾病的保健诊治。他们的志愿服务锻炼了自己也点滴感染了基层百姓。

开展多样调研，促进中医发展。只有深入基层，了解情况，才能作出有客观的认识和长足的发展。在2012年的社会实践活动中，开展了如基础医学院实践团"热潮下的冷静思考与深入探索——关于主流媒体对国民中国医药认识观的影响的社会调研"，中药学院2011级中药制药团支部"医学大学生专业选择与就业情况研究"和北京中医药大学商务志愿者协会"偏远地区或少数民族地区的医药卫生状况调查"等多项调研内容，让社会实践活动更加丰富，也让实践成员们更加了解社会、了解民情、了解政策，能更好地为中医发展作出自己的努力。

了解国情社情，促进实践能力。朝阳区卫生局的就业创业见习工作创造了学校历年来挂职工作的新高，来自学校基础、临床、管理学院的18名同学深入卫生局不同处室、下属机构的一线工作，体验了基层工作，锻炼了自身能力，有效地促进了朝阳卫生局的工作开展。

2012年，全校共完成研究生社会实践项目37项，参与人员覆盖11个二级学院共计881人次，基本实现2011级学生全覆盖，形成总结及调研报告14万字，图片资料数千张，服务群众近万人，成果数十项。由研工部直接组织的青海与贵州实践团，共服务群众近2000人，形成学术论文5篇，其中1项成果获北京市社会实践优秀成果二等奖。社会实践不仅提高了研究生服务社会的能力，增强了研究生的社会责任感，锻炼了意志品质，更重要的是接了地气，使学生更加关注社情民意，关注弱势群体，产生了较好的社会影响。如基础医学院的"密云山庄抗日老区健康服务团"、第一临床医学院的社会实践项目"关爱流动儿童，共筑健康长城"、第二临床医学院的"社区健康服务团"等被《京郊日报》《北京晚报》《新京报》等社会媒体广泛报道。在社会实践工作中，也涌现了众多的先进集体和典型人物，典型事迹。经评议，全校共评选出优秀团队 5 支，社会实践先进个人 15 名，优秀指导教师 5 名。

丰富社会实践内容和形式，促进专业知识的学习。通过与专业特点相结合的社会实践，学生可以从中发现自我，锻炼自我，学用结合，积极地把知识转化为自身能力，提高对专业知识的应用水平。社会实践活动作为学校育人的一种有效形式，促进了大学生的全面发展，使大学生们在实践中受教育、长才干、做贡献。

视窗：2012 年北京中医药大学研究生社会实践调查报告

浅析当前教育形式对国民爱国主义情怀的影响

彭健　牛洁　李天天　张超　付帮泽

指导教师：陈静漪　周嬗　郎爽　万宗凤

2012 年 8 月 15 日到 2012 年 8 月 21 日，北京中医药大学研究生社会实践团贵州分队赴贵州进行"岐黄中医路，火红爱国情"调查活动，以红色教育为主线，通过对贵州红色革命遗址实地考察、全员主动式参与红色活动及爱国主义思想状况调研等内容，了解西南地区少数民族的风土人情，接受红色洗礼，增强广大研究生民族团结意识，培养爱国主义情怀，增强社会责任感、使命感，实现对所有实践队员的党性教育。本次社会实践活动地区涉及贵州相关地区包括遵义、贵阳、息烽、安顺等市县。

本次社会实践调查活动的思想源头来自"十八大"的召开，选取作为工农红军最伟大的转折点——遵义及其周边地区，此次实践调查活动共有 13 人参与，为北京中医药大学的研究生老师 **163**

以及在读的硕士、博士研究生。其中党员 10 人，团员 3 人。

爱国主义教育是贯穿人一生的重要教育内容，当代国民是否具有强烈的爱国情感、明确的爱国意识、自觉的爱国行为，关系到全面建设小康社会宏伟目标能否顺利实现以及中华民族的伟大复兴能否顺利完成。就目前而言，我们的爱国主义教育已经渗透到整个学校教育、媒体导向、社会舆论等各个方面，但是对于爱国主义教育的质量和效果还不甚明确，对于国民道德素质的提升所产生的影响还达不到整体预期。本次社会调查通过对不同地区、不同人群爱国主义教育形式、内容、方式方法进行比较分析，试图探索出更有效的爱国主义教育模式。

一、调查问卷设计思路

本次问卷调查活动共分三个区域，整个调查分别在遵义会址、息烽集中营、红军山等红色景点展开，期间共发放问卷 60 份，回收问卷 59 份，问卷回收率 98.33%；其中男性为 28 人，占总人数 47%，女性为 31 人，占总人数 53%；在问卷对象人群年龄分层方面，将所有人群年龄分为四组：<18 岁组，18~23 岁组，24~30 岁组，>30 岁组。分别占总人数的 19%、22%、20%、39%；在问卷对象所处教育环境分类方面，将所有人群分为六组：遵义、贵阳、息烽、贵州省外城市、贵州省内其他城市及地点未填写，分别占总人数的 31%、17%、3%、9%、15%、25%。将参与调查人群的最高学历分成四类：中学、本科、研究生及以上、其他。分别占总人数的 36%、37%、2%；其他 15 人，占总人数 25%。

二、当前爱国主义教育的基本特点

当前人们思想政治状况的主流积极向上、信念坚定、道德状况良好，普遍拥有强烈的爱国主义情怀、高度的国家自信心、民族自豪感以及社会责任感。经调查结果分析，具体表现出以下几个特点：

1. 学校教育对国民爱国主义情怀培养意义重大

调查显示 73% 的受调查者认为家庭潜移默化或者学校教育对爱国热情的培养影响最大，在学校教育过程中，近 90% 的人认为小学或者中学时期的老师在思想道德教育课程中对他们的影响较大。这就充分说明，就目前而言，早期的、系统的教育使人们的印象深刻，同时产生的影响也相对深远，对爱国主义的培养也具有重要意义。

2. 国民所接受的爱国主义教育不局限于学校教育

在教育模式方面的调查结果显示，约58%的人对参加社会实践的这种教育模式印象深刻，而只有22%的人选择学习理论知识，其他17%的人觉得联系社会事实的教育模式使对他们影响较大（图2－2－18）。

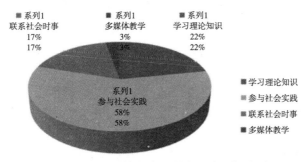

图2－2－18　印象深刻的教育方式比例图

3. 掌握知识技能、了解祖国传统文化有利于爱国主义的培养

调查显示，83%的人认为当今社会，认真学好专业知识、掌握技能和报效祖国的理想十分相关。而在调查他们认为学习、了解中医药知识以及中国传统文化，对增强爱国情怀有何影响时，63%的人们认为中医药知识博大精深，感慨祖国数千年灿烂文化，爱国之情油然而生；而且同时有31%的人虽然对中医药知识不甚了解，但对传统文化很感兴趣，对我国文化持肯定态度。由此可见，传统文化及其相关产业对于爱国主义情怀培养有着重大而又深远的意义。

4. 国民普遍具有强烈的爱国主义情怀

调查显示，分别有51%和43%的人非常愿意和愿意接受爱国主义思想熏陶（图2－2－19）。

165

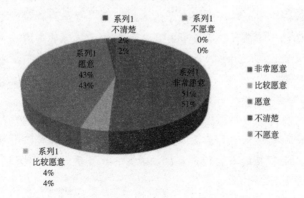

图 2 - 2 - 19　爱国主义思想熏陶接受度比例图

调查同时显示，有近 70% 的人对越南、日本宣布对南海诸岛及钓鱼岛拥有主权非常愤怒；而且有 98% 的人表示当代表国家尊严的事物（如国旗、国徽、国歌等）被践踏侮辱时，会愤怒，同时有 76% 的人会上前阻止。

5. 目前国民对中国特色社会主义的普遍认同度较高

调查显示，大部分人认同中国特色社会主义道路，52% 的人认为中国特色社会主义发展前途光明，对此充满信心，而 34% 的人认为可以尝试，摸索前进（图 2 - 2 - 20）。值得特别关注的是，年龄阶段 18 ~ 23 的人有近 70% 的人对中国特色社会主义发展充

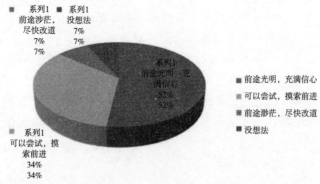

图 2 - 2 - 20　对中国特色社会主义发展前景所持态度比例图

满信心。

7. 各个分层之间无明显差异

在调查人群方面，根据年龄、性别、长期居住地、学历均做了样本统计比较，比较结果显示个样本之间差异较小，方差分析结果无统计学意义。

三、当前值得关注的几个问题

调查发现，当前有几个问题值得关注，需要深入分析和研究。

1. 接受爱国主义教育、关注国家事务的周期比较长

调查显示，只有25%的人经常在日常生活中，唱红歌、看红色电影，而有时或很少唱红歌、看红色电影的分别占48%和22%（图2－2－21）。

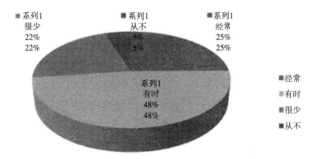

图2－2－21　日常生活中，唱红歌、看电影的频率比例图

同时调查显示，人们关注国家事务的周期也比较长，有44%的人每周才关注一次国内外时事政治，10%的人每月关注一次，剩余约3%的人选择从不关注。

2. 媒体对人们爱国主义情怀的影响不容忽视

调查发现，目前人们最能接受的爱国教育形式是通过网络、电视等媒体，所占比例约为70%，其次为阅读书籍、报刊等，以及社区、学校等社会团体的宣传。

3. 国民普遍对自身成长发展的期望高

调查显示，只有61%的人会到农村、基层工作，改善基层人民生活，放弃在大城市工作，以此来报效祖国。而这个比例在18

岁以下的受调查人群中只为 27%（图 2 - 2 - 22）。

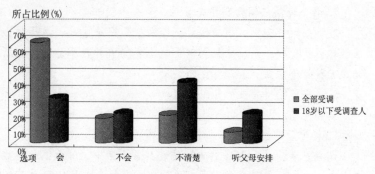

图 2 - 2 - 22　到农村、基层工作意愿比例图

4. 爱国情怀的表达方式值得商榷

在调查个人表达爱国情怀的方式时，大家的选项比较平均，只有 25% 的人选择了自觉抵制拜金主义等的侵略，发扬艰苦朴素、勤俭节约等的优良传统。这就证明在爱国主义教育的同时，缺少一种方式让大家合理的表达自身的爱国主义情怀。

四、对策与建议

根据调查结果所表现出的现象和问题，提出以下几点建议：

1. 继续巩固中小学学校爱国主义教育

调查显示早期的教育尤其是早期学校的教育对人们的印象深刻、影响深远，对爱国主义的培养具有重要意义。这就要求在学校教育方面重视小学、中学的思想道德教育和爱国主义教育。与此同时，应当将学校的课堂教育形式在一定程度上进行延伸和发展，在教育模式方面，采取社会实践与课堂教育相结合的形式会起到更好的引导作用。

2. 大学生、成人爱国主义教育形式力求多样

在调查中可以看出，除中小学生以外，走向大学或者离开校园的人们更愿意选择形式多样、内容丰富、时间随机的教育形式。其中包括社会实践、观看红色电影、唱红色歌曲等教育形式。同时要充分运用好红色资源进行爱国主义教育，就要挖掘、整合好红色资源在爱国主义教育中的价值意义。因此，对于青少年之外的国民而言，更多时候不能将爱国主义教育局限在狭窄的教室当中，而应该走出教室，走向社会，走进生活。更应当充分利用边缘时间和业余时间，采取多形式结合的方法进行更深层次的爱国主义教育。让人们在形式多样、生动活泼的气氛中潜移默化地接受教育。

3. 定期开展爱国主义教育和爱国情怀培养

在当代中国，爱国主义与社会主义本质上是一致的，建设有中国特色社会主义是新时期爱国主义的主题。在调查中不难发现，大多数人表示愿意继续接受爱国主义教育，这就充分证明目前的爱国主义教育模式思路和方法是正确的。应当值得注意的是，虽然大家都愿意继续接受爱国主义教育，但是定期及时地关注国家时事，自愿而主动接受爱国教育包括参加培训、看红色电影等方式的人数比例却不容乐观。所以，在课堂之外的教育也应当定时、定期。

4. 树立正确的舆论导向，掌握媒体尤其是网络教育阵地

在调查中不难发现，密切关注时事，定期资源进行爱国主义教育的人群占总人数的比例还不是很高。这就证明社会舆论导向，尤其是在媒体引导这方面略显不足。而在媒体引导方面，网络作为新媒体所占的影响也日趋可观。正如一位西方思想家曾说："19世纪是火车和铁路的时代，20世纪是汽车和高速公路的时代，21世纪将是电脑网络的时代。"所以应当在加强新媒体环境下的网络平台建设，将人们的兴趣点和注意力吸引到主流网站上，并有效控制网络话语权和舆论导向。由于网络所具有的联系性和扩展性等属性，使网络具有声色俱全、图文并茂等特点，能够为人们提供逼真、形象的表现效果的空间，具有极强的感染力，因此运用网络的这一特点来进行爱国主义教育，不但可以极大地丰富爱国主义教育内容，而且对于增进人们的爱国主义情感十分有效。与此同时，要建立健全网络舆情通报机制，及时了解现下人们主流的思想动态，提高分析研判能力，有针对性地开展工作，引导人们正确的价值观，切实提高国民的爱国主义情怀，维护社会稳定。

5. 爱国教育与专业技能教育应当紧密结合

根据调查，发现人们普遍认为学好专业知识不仅能更好地报效祖国，更有利于自身爱国主义情怀的培养。因此，在学校教育和社会教育这两个方面要同时针对爱国主义和专业技能两个方面进行教育，并且有必要将这两个方面结合到一起，以取得更好的教育成果，并服务于新时代中国特色社会主义建设。

第六节　开展"知母"工程，着力励志勤学感恩，以助励人

知母归肺、胃、肾经，是一味性味苦寒的中药，"知母"工程就是取其清热止渴、生津润燥之功效和其药物命名来源传说中感恩的寓意，是指通过成立资助工作领导小组，设立学生资助中心，调整奖学金的覆盖额度和范围，全方位、多渠道的奖、贷、勤、助、减、免、补工作为贫困学子提供支持保障，使得贫困学子顺利完成学业，与此同时，注重学生的感恩教育，培养学生对社会和他人资助的由衷认可，并能够真诚回报。

近年来，以"思想政治教育既要教育人、引导人，又要关心人、帮助人"为指导思想，结合学生资助工作与思想政治工作的优势，逐步形成了以资助育人为指导思想的家庭经济困难学生资助工作长效机制。5 年来，共为 1260 名困难学生办理国家助学贷款，为 294 人提供校内贷款，发放国家助学金 6190 人次，资助金额共 1399.2 万元；并为 15135 余人次学生办理国家专项、学校专项、社会团体、企业、个人及地方政府的助困资助。积极组织 3809 人次学生参加各项勤工助学活动，有效缓解了经济困难学生的生活问题。

研究生完成"三助"岗位设置工作，其中助管每年设置岗位 110 个，助研岗位全覆盖，有效缓解了研究生的经济压力。

完善聘用及评价制度，形成《北京中医药大学研究生"助管岗位"设置与管理办法》。严格管理，每月进行一次工作鉴定，每学期进行一次研究生"助管"工作总结，每年召开一次研究生

"助管"总结暨优秀助管表彰大会。目前建立了助管申请人数据库、用人单位与助管的协议档案、用人单位反馈意见汇总档案等，力求让助管及设岗部门双方满意。

积极组织学生参加中国青少年发展基金会组织的激励行动。2010年，学校有2个团队入围，并获得"优秀组织奖"。2011年，有9个项目入围决赛，7个项目获奖，位列北京高校之首。2010年，学校被教育部评为"全国高等学校学生资助工作先进单位"。在2011年度首都大学生思想政治教育工作实效奖评选中，学校"以'授之以渔'的育人理念，进行贫困生培养新模式的探索工作"荣获优秀奖。

心声：　　　　　　　感谢信

尊敬的各位老师：

你们好！

我们是活跃在学校各个部门的一群朝气蓬勃的青年、一个新的团队——研究生助管，今天我们想借此机会，向在这一年的助管工作中给予我们极大帮助与关心的各个用岗部门的老师深深地道一声：谢谢您！

浩浩五千年的厚厚积淀，酝酿出今日中医的芬芳。怀着对国粹的无限憧憬，我们有幸迈入这令人神往的中医学的最高殿堂，沐浴着中医学的阳光，践行着我们人生的梦想！

研究生需要的不仅仅是优异的学习成绩、扎实的专业知识，我们还应该全面发展，为自己的人生开启新的航道。曾经，当我们还在原地徘徊，不知道路在何方的时候，母校为我们提供了一个难得的自我锻炼、全面提升的机会——研究生助管工作。一年来，在老师细心的指导下，我们完成了各部门的学生管理工作，做好了老师与学生之间沟通的桥梁。还记得我们刚开始工作时，您一遍又一遍耐心的指导；还记得我们犯错时，您都会宽容地安慰我们：孩子嘛，哪有不犯错的啊！然后又不厌其烦地教我们应该如何待人处事；我们生活不如意时，您又会像一个长者一样劝

171

导我们：没有一帆风顺的人生，经历过风雨才会懂得珍惜彩虹……往事历历在目，您用心血浇灌着我们的成长，用汗水让我们明白"授之以鱼不如授之以渔"，让我们学会独立的成长，更让我们感受到了"蜡炬成灰泪始干"的伟大！

看着这一年的变化，我们都很欣喜自己取得的成绩。通过助管工作，减轻了我们家庭的经济负担，让我们能安心的学习，没有后顾之忧。各用岗部门老师的言传身教让我们能全面的发展。但我们不会忘记今天取得的一切是因为我们最亲爱的母校为我们供了这个机会，不会忘记是各用岗部门老师的谆谆教诲和无微不至的关心，才会让我们能不断进步！

我们在此要对所有关心我们研究生助管工作的老师们真诚的说一声：您辛苦了，谢谢您！所有的语言都不能表达我们的感恩之情，我们只有将感谢化为行动，在以后的人生中更加努力的学习，更加出色的工作，将来更好地回报社会！

敬礼！

全体研究生助管
2012 年 3 月

注重学生的感恩教育，通过多种方式和渠道让学生学会感恩，懂得知恩图报。近 5 年来，举办了以"感恩与责任"为主题且内容丰富的团日活动，结合感恩节、父亲节、母亲节、教师节等节日，相继开展了"感恩父母""感恩老师""感恩后勤工作者""感恩社会"等主题团日活动。2010 年底，香港京都念慈庵为家庭经济困难学生举办了"许愿树"爱心礼品捐赠活动，收到爱心物品的同学们自发的写下了自己对社会爱心人士的诚挚感谢与祝愿。2011 年，建校 55 周年校友大会的召开，进一步促动了更为广泛的校友群体关注母校发展、感恩回馈母校的情怀。2012 年，中药学院毕业生康仁堂药业总经理吴玢为学校捐赠 1000 万元用于学校事业发展。通过感恩教育，学校众多学生加入志愿者的行列，走进农民工子弟学校、走进打工子弟之家、走进农村、走进街道，服务他人，回报社会。

第三章　"四个面向"，提升人文力量
传播和辐射的软实力

北京中医药大学在大力推进人文素质教育实践的基础上，注重人文理念的推广与传播，形成文化软实力。传播的意义有两个方面：其一是学生作为受众群体，接受学校传播的中医药人文教育。从理论上来讲，每一位学子都是传播中医药文化的种子。传播不仅使学生在校期间获得了知识，更使这些得以培育的种子走入社会后具备弘扬中医药文化的可能。其二是学校的社会教育与辐射功能。任何一个高校都对社会有着一定的影响力，中医药文化崇尚健康的理念在当今社会占有重要的地位，而中医药院校就是这种人文力量传播的母体之一。因此，传播的外延意义已经超越了高校对在校生的教育，而更突显以学校作为载体的社会教育功能及中华文化的软实力。

《国务院关于扶持和促进中医药事业发展的若干意见》对中医药文化建设提出了一系列明确要求。对全面加强中医药文化建设，大力弘扬中医药文化，促进社会主义文化大发展大繁荣具有重要的指导意义。

大学是新知识、新思想诞生的摇篮，是传播文化和引领风尚的主阵地和辐射源。北京中医药大学作为高等中医药院校的排头兵，作为中医药文化传承和创新、展示和传播的重要机构，致力于立阵地、出思想、建队伍、出成果、造氛围，努力成为中医药人文素质教育实践与传播的重要担当者，孕育了一支富有影响的中医药文化传播队伍，面向行业、区域、社会、国际，打造了一批独具特色的校园文化品牌活动，建设了一个具有浓郁传统文化

173

气息的和谐校园，树立了一面中医药文化大发展大繁荣的旗帜，形成了一股宣传中医药文化的热潮，打开了一扇让世界了解中国传统文化的新窗口，在学校人文建设和中医药文化建设中展示了独特风采。

第一节　面向行业，培养中医药文化建设的重要担当者

一、中医药人文力量的积蓄

（一）立阵地

2008年，学校率先在全国建立第一个中医药文化研究与传播中心，承担中医药文化研究、教学、研发、政策咨询、传播任务，为全国中医药文化建设提供示范和借鉴。2010年，北京市在学校成立"北京中医药文化研究基地"。该基地立足于首都，面向全国，在中医药文化资源、理论与应用以及传播等方面开展研究。2011年，学校与中国中医药出版社联合设立"出版工作室"，为中医药文化图书建立快速出版通道，探索了中医药文化建设新途径。

（二）出思想

大学是先进思想和理念的策源地。多年来，学校凭借深厚的文化底蕴，活跃的创新思想，在中医药文化理论构建、思维方法、发展战略等方面进行了有益的探索。

在对中医药文化的基本认识上，提出只有围绕"价值观、认知思维模式和行为方式"三大核心，才能做好中医药文化工作。

在中医药文化工作思路上，提出中医药文化建设三大中心工作：一是大力宣传中医药的"价值观"，为中医药发展提供"推力"；二是合理解读中医药"认知思维模式"，突出中医药特色优势；三是积极推广中医药的"行为方式"，发展中医药文化创意

产业，构建大型中医药文化传播平台，实现中医药文化在国内外的有效传播。

在具有人文特色的中医药文化作品创作上，学校主编了全国第一部中医药院校大学新生入学文化启蒙教材——《中医文化入学教育》，致力于巩固中医大学生专业思想、坚定事业信念。主编了卫生部（现为：卫生和计划生育委员会）"十一五"研究生教材《中国传统文化概论》和中医药院校规划教材《中医哲学基础》，编写了《中医文化探津》《中国传统文化与医学》《走进中医》《中医大趋势》等文化学术专著，为中医药文化建设提供了思想基础和教育素材。

（三）建队伍

传统文化是中华民族的根脉，是凝聚力和创造力的源泉，是中国人生生不息、团结奋进的动力。推动中医药文化建设，关键在人才，核心是专家。伴随着全国中医药文化建设和科学普及工作的深入推进，学校培养、造就和涌现出一大批中医药文化人才。

建校几十年来，学校推出了一代又一代中医药文化的专家学者。他们通过言传身教，把中医药文化的精髓传授给了北中医乃至全世界的中医学子。

著名中医学家秦伯未、任应秋、刘渡舟、王绵之、赵绍琴、程士德、王玉川等都是学校经典医籍专家。著名中医学家钱超尘、王洪图、孔光一、聂惠氏、王琦等多位专家承担着国家和学校经典著作研究项目。张其成教授最早培养中医药文化方向研究生，其领衔的全国中医药文化学术委员会已经召开了14届全国中医药文化学术研讨会，吸纳全国中医界学者近200人成为中医药文化研究队伍的成员。毛嘉陵主编的《中医文化入学教育》被列为国家"十一五"中医药文化建设工作的一项成果。同时，学校还有一批致力于中医药文化研究的中青年教师，他们活跃在课堂教学的第一线，将中国传统文化和中医药文化传播给广大中医学子。

175

一批资深专家成为国家和北京市专家组成员，为中医药文化建设和科学普及工作提供咨询和指导；一批中青年专家活跃在文化与科普宣传阵地上，通过大众传媒面向全社会宣传普及中医药文化与养生保健知识，并在全国中医药文化巡讲活动中发挥了重要作用；一批专职从事中医药文化研究的专家学者，潜心学问，屡有建树；一支由校内三个文化部门、医史文献、哲学社科及相关领域专家组成的文化工作队伍，成为活跃校园文化、传承中医药文化的骨干力量；一个学生志愿者组织——"中医药文化天使团"，通过社会实践活动，提升了学生文化素养。

（四）造氛围

学校开展中医药文化建设的直观效果，体现为营造浓厚的文化氛围，塑造特色鲜明的文化景观环境，从而演绎中医药文化精髓。

面向校内，致力于建设富有北中医特色的校园文化。学校每年举办"文化节""文化大讲堂""大学生人文知识竞赛"等活动，设计规范了"中医药大学新生入校仪式"和"中医拜师仪式"，进一步凝炼了北中医特有的人文精神。

面向全行业和全社会，通过"扁鹊聊斋""文化沙龙""岐黄论坛"等活动，进一步传播了中医养生保健和文化知识。

在环境设施建设上，校本部和附属医院通过文物标本展示、文化长廊、文化墙、名医塑像以及建设中药百草园等形式，营造了浓郁的中医药文化氛围。

二、中医药人文建设成果

学校在人文建设过程中，推出了一系列标志性成果，包括图书、音像、课题、节目、课程等。

推出文化学术研究高端刊物《中医药文化·核心》，编著中医药文化图书、中医养生保健科普读物及音像制品500多部。

承担国家和部省级中医药文化专项课题30多项，针对中医药文化核心价值、原创思维、行为方式、医德医风等进行了专题研究，并参与国家中医药管理局中医药文化发展规划制定、政策咨询和文件起草工作。

学校一大批专家参与了中央电视台《百家讲坛》《中华医药》、北京电视台《养生堂》等节目录制，并协拍电视节目《于丹对话国宝中医》。

学校在国内最早开展了中国传统文化、中医与哲学、东方心理学等中医文化课教学，并且是全国唯一的中医文化研究方向博士生培养单位。

几年来，学校以促进校园和谐为要务，以提高师生员工人文素质和校园文明程度为目标，建设了一个具有浓郁传统文化气息的和谐校园。学校在校园建设中，注重融入传统文化和中医人文元素，构建优雅的育人环境。例如图书馆的文化墙系列、中医药文化长廊、名老中医学术成就展示室等，都是开展中医药文化教育的良好环境，已经成为师生陶冶情操、提升素养的理想场所。

学校还注重让师生参与到校园生活的建设中，从全方位、多角度引导师生在教室、寝室、食堂等环境中营造具有北中医特色的氛围。例如学校的教工食堂，在装饰上着重突出了中医药和传统文化的特色，以五行韵律、天人合一、大道自然等元素，诠释了"勤求博采，厚德济生"的校训内涵，为广大教职员工提供了一个恬淡幽雅、和谐舒适的就餐环境。

学校在物质文明、政治文明和精神文明建设方面相互促进、协调发展，取得了显著成绩，分别在 2004 年、2005 年、2007 年和 2011 年，荣获北京市委教育工委和北京市精神文明办公室授予的"首都文明单位"称号。荣获国家中医药管理局授予的"全国中医药文化建设先进单位"称号。

第二节　面向区域，培养中医药
文化普及的积极推动者

一、"六个一"人文项目建设

2009 年 12 月 29 日，国家中医药管理局正式批准北京市东城　177

区为国家中医药发展综合改革试验区。这是贯彻国务院若干意见、促进中医药事业改革发展的重大行动，也是国家和地方政府共同推动中医药事业发展的重要举措。学校作为试验区的示范基地，推出了人文建设"六个一"项目（一经、一书、一谣、一园、一操、一班），在试验区建设工作中塑造了一道亮丽的风景线。

创编《中医启蒙三字经》。《中医启蒙三字经》以在中国脍炙人口的"三字经"形式编写，应用浅显易懂的语言，三字一句的韵文，短小精悍、朗朗上口，简略介绍了中医药文化的基本知识，是一部面向中小学生，并能普及到社会大众的中医科普读物。

编写《青少年中医药文化知识普及读本》。《青少年中医药文化知识普及读本》以简练易懂的语言、生动形象的故事，配合构思巧妙、亲切活泼的插图，从中医理论、中医临床、名人传记、生活中的中医应用等多方面，将广大青少年引入神奇的中医药文化胜境，展示了中医药发展的悠久历程，体现了中医药博大精深的内涵，并介绍了贴近生活的中医药常识，是我国第一本针对青少年的中医药文化知识普及读物。

编创《中医健康养生谣》。《中医健康养生谣》采用朗朗上口的歌诀形式，以节饮食、慎起居、调情志、通经络、善服药为主要篇章，分别介绍了饮食养生、起居养生、情志养生、经络养生、服药宜忌等方面的内容，对指导广大群众养生保健、宣传中医药科学文化知识起到了很好的作用。这是奉献给社会的又一份有价值的中医药文化科普作品。

建设"中小学校药用植物百草园"。"中小学校药用植物百草园"浓缩了本草文化和方剂文化两个主要板块，在学校楼层大厅、校园的草坪绿地和其他可利用空间，展示中药植物、药材、实物等景观和宣传展板。内容包括中医药文化史展示，趣味中药故事展示，中药方剂文化展示，濒危、珍稀、观赏药用植物展示，药用植物课程设计五个方面。

推广普及"中华传统健身操"。"中华传统健身操"是2008

年由学校师生根据中医传统的运动养生功法编创而成。动作简单、节奏清晰、内涵深厚、易学实用。该操将中医传统导引和现代体育运动科学、时尚元素融为一体，以动作配合呼吸、依循经脉、点按穴位，起到调理脏腑、强身健体的作用。北京奥运会期间，该操曾在全体奥运志愿者中进行普及，成为北京奥运会的一大亮点。健身操作为试验区建设的一项专题项目，将逐步向中小学及广大市民推广普及。

举办中学"杏林实验班"。按照"中医药文化传承要从娃娃抓起"的理念，为使中医药事业后继有人，学校与北京市宏志中学共同举办了国内首个中医药实验班——"杏林实验班"。该班自 2011 年开始，从初中毕业生中择优选拔有志于继承弘扬祖国传统中医药文化的优秀学生，在高中阶段开设 6 门中医药文化基础和古代哲学基础课程，高中毕业时，将成绩优秀者纳入学校自主招生程序。这一举措，是学校实施教育教学改革、摸索人才培养新模式的又一重要探索。

二、掀起中医药文化热潮

几年来，学校广泛开展与社会媒体的合作，积极宣传介绍学校在文化传承与创新等方面所取得的成绩和成果，形成了一股宣传中医药文化的热潮，使学校的知名度和影响力不断增强。

学校先后在光明日报"大学生活"栏目，推出了专版内容"走进北京中医药大学"；在中央电视台青少频道的中国高校人文地图节目中推出专题片"北京中医药大学——名校名师"；在北京电视台科教频道强档品牌"名师的风采"，以教师课堂教学的方式展现了学校的教学特点；在《北京教育·高教版》刊登多篇文章介绍学校在中医药领域的科研成果等。

2012 年 2 月，人民日报、新华社、光明日报、中央电视台四家媒体对学校进行了集中采访报道。新华社以《弘扬中医文化开新篇——北京中医药大学"以文化人、实践育人"纪实》为题，报道了学校的办学特色；中央电视台朝闻天下、新闻联播节目分别报道了学校的人才培养模式；光明日报在头版头条以《参悟生命的哲理——北京中医药大学"以文化人"纪实》为题，报道了学校的人才培养经验，并随后刊发了多篇稿件，报道社会各界对北京中医药大学办学成就的肯定。人民日报以《从北京中医药大学"以德立人、以文化人"看传统文化的力量有多大》为题，报道了学校多年来在传统文化继承和创新的举措和成就。此次四家媒体的集中报道，让学校的对外宣传水平上升到前所未有的高度，更让社会各界对中医药传统文化的内涵和学校传承创新中医药文化的多种举措有了更深刻的认识和了解。

第三节　面向社会，培养中医药人文精髓的践行传播者

一、社会服务践行中医人文精要

志愿服务是一项以自愿贡献个人的时间、精力和智慧，以不图物质报酬的方式参与社会公共生活，为弱势人群、公共利益、社会福利、社会进步和人类发展而提供服务及支持的行为。通过志愿服务长效机制的建设，一方面可以将"奉献、友爱、互助、进步"的志愿服务精神与大医精诚、人文关怀的精神相结合，对学生进行人文教育。另一方面可以发挥志愿服务活动的实践育人功能，通过志愿服务活动促进学生的全面发展，成为学生接触社会的窗口，发挥社会育人功能，传播中医药文化。

（一）学校志愿服务活动的开展

早在1983年，学校中医系的学生便自发地组成义诊队伍，用所学的中医学专业知识服务于北京城内和周边省份，成为学校志愿服务的雏形，并不断发展壮大。学校第一个志愿者组织——岐黄爱心社的组建源于一个护老小组，他们四年如一日地照顾我国第一位获南丁格尔奖殊荣的王秀瑛老人，用所学的推拿、按摩等专业知识对老人护理，后来这个护老小组慢慢发展成为岐黄爱心社。

到目前为止，学校形成了以岐黄志愿者协会统领，各具特色的 9 个志愿者分会的格局，每年的志愿者注册人数稳定在 2200 人左右，占全校学生总数的 20% 左右。岐黄志愿者协会还设立了秘书处，负责志愿者的统一管理，有力地协调和推动了校内各个志愿者分会活动的开展。

学校志愿者长期入户开展服务，被团中央领导誉为"中国青年志愿者服务史上的一个创举"。2000 年 5 月 4 日，时任中共中央政治局常委、国家副主席的锦涛同志在和平街社区视察工作时接见了岐黄志愿者的代表，盛赞学校志愿服务活动开展得扎实有效。2009 年 11 月 30 日，在国家会议中心举行的"首都防治艾滋病志愿者活动周"活动上，学校 17 名岐黄志愿者再次与时任总书记的胡锦涛同志，时任副总理的李克强同志一起参与了相关活动，总书记亲切慰问学校志愿者，并提出了殷切希望：用无私奉献精神、志愿服务经历和医学专业知识做好志愿服务工作。

经过 30 年的发展，学校志愿服务活动得到不断拓展和深化，以健康服务为起源，以专业特色为优势，形成了以义务健康咨询为龙头的多个知名品牌项目。参与志愿服务的人数超过 1.6 万人次，服务时间达到 70 万小时，产生了良好的社会影响。曾荣获中国青年志愿者行动组织奖、北京市青年志愿服务杰出集体、全国百支志愿服务先进集体等十多个荣誉称号。

（二）志愿服务活动的工作经验

学校的志愿服务活动形成了以"常规化志愿服务活动为主体，借助大型活动与重大事件为跨越"的发展思路。常规志愿服务以义务健康咨询为主体，形成了"一助一"敬老服务、健康讲师团、医院导医、扶残爱幼、环境保护、关爱女孩、同伴教育、语言服务、排队引导等一批志愿服务知名品牌项目。同时在澳门回归、第 21 届大学生运动会、西部大开发、抗击非典、世界青年锦标赛、"好运北京"测试赛、奥运会、残奥会等重大历史事件中，岐黄志愿者勇于担负使命，参与到各类志愿服务行动中，践行着"奉献、友爱、互助、进步"的志愿者精神和"大医精诚"　181

的医学生理想。

建立各种制度，加强"志愿者－志愿者组织－志愿服务活动"三位一体的规范化管理。学校岐黄志愿者协会受学校党委领导，由校团委指导，具体负责志愿者、志愿者组织、志愿服务活动的管理工作，目前在会员注册制度、志愿服务时间认证、活动项目管理、志愿者激励评优、模式化运作、公开招募制度、志愿者数字化管理平台、应急招募和管理体系等方面进行了积极的探索与尝试，有力地协调和推动了校内各个志愿者分会活动的开展，初步探索了岐黄志愿者行动的长效机制。

志愿服务与主题教育相结合，形成"双色主题"教育模式。学校从实际出发，结合医学院校的特点和青年成才的规律，经过多年的探索和实践，创造性地形成了"双色主题教育"新模式。双色主题教育是指以赤诚红色为代表的爱党、爱国教育，和以高尚白色为代表的医德、医风教育在实践载体上的有机结合。在开展活动时注重结合重大纪念日进行主题志愿活动，同时在日常志愿活动中贯穿主题性。

学生志愿服务纳入实践学分管理，固化成果。学校出台的《北京中医药大学第二课堂实践学分管理办法》，将志愿服务活动纳入学分管理，以规定学分的形式把志愿服务列入第二课堂教学计划，纳入教育教学体系，是学校德育教育模式的深入探索。从实施近3年的情况看来，志愿者服务成为学校学生参与校园文化活动的主要形式，从参与人数到活动时间都排在首位。做志愿者成为学生校园生活的一部分，使德育教育的阵地得到了进一步充实巩固。

视窗：岐黄志愿者行动在实践中进步与成熟

从1998年到2009年的10余年间，岐黄志愿者行动获得了社会的广泛认同和校内学生的积极参与。志愿服务活动的蓬勃发展，与当今中国的时代背景密不可分，与活动内容和形式的可操作性和活动资源的有效整合密不可分，与组织系统有效的运行机制和党团组织的重点支持密不可分，同时也与活动本身所追求的价值理念密不可分。

1. 面对非典疫情，勇担重任，经受锤炼

在 2003 年的抗非战斗中，岐黄志愿者喊出了"做志愿者，携手同心，共抗非典"的响亮口号，招募高年级医学生或奔赴北京市疾控中心接听非典热线；或参与到学校药厂非典治疗用药的生产中；或背起消毒桶，承担教室、宿舍的清洁任务；或参与信息排查……面对非典的历史考验，在首都安危和人民安全受到威胁的时候，北中医的学子用真诚、勇敢、无私和热血谱写出众志成城、同舟共济的民族精神。

2. 服务奥运会、残奥会，得到认可

在北京奥运会、残奥会期间，学校共有 2000 余名志愿者参与志愿服务，总计 13 支队伍，分布在北京市 22 个场馆、1 个交通场站、1 个公共服务区、1 个媒体住宿服务村，3 个地铁服务站点，600 余家药店，累计接受培训时间约 4 万小时，累计服务时间超过 41 万小时。其中最具特色的要数兴奋剂检测志愿者、理疗志愿者、药监志愿者。

中医推拿按摩是北京奥运会区别以往奥运会的一大特色，学校共有 121 名理疗志愿者出现在 22 处比赛场馆。从学校药学专业的学生中招募、选拔了 185 名药监志愿者，成为首支参与药品流通领域监管的志愿者队伍。此外，学校的兴奋剂检测陪同专业志愿者，从测试赛开始就承担了专业助理的角色。这些可爱的中医学子用不懈的坚持和顽强的韧性，成为北京奥运会上一道绚丽的风景线。

3. 以奥运志愿者为平台，积极弘扬中医药文化

学校积极发挥自身优势，承办北京市"微笑北京，健康奥运"——中医药文化进校园主题活动，包括中医名家大讲堂、中医药服务实践、中华传统健身操推广、中医保健培训、中医药文化图片展示等。

学校组织传统体育的专家为奥运志愿者编创"中华传统健身操"，并由北京市青少年音像出版社出版发行。同时，党委副书记 **183**

谷晓红教授立足专业特长，讲授的《中医健康养生与志愿者暑期保健》专题讲座被列入北京奥运会、残奥会志愿者通用培训精品课程，在奥运期间掀起了关注中医药文化和志愿者健康的热潮。

4. 成功举办全国中医药高等院校志愿者工作高端论坛

2008 年 11 月 27 日，学校成功举办了全国中医药高等院校志愿者工作论坛，15 所中医药高等院校志愿者工作人员济济一堂，总结志愿者工作，商讨志愿者工作的发展，并在大会上发起了全国中医药高等院校"岐黄传人 113 志愿服务行动计划"主题志愿活动的倡议。团市委领导在论坛中评价：能够在全国范围内率先形成联动的这种志愿服务共同建设的机制，北京中医药大学开创了先例，为开展志愿服务成果转化作出了率先和示范。

5. 得到社会各界的广泛认可与热情支持

岐黄志愿者行动植根于街道、社区、学校、农村，作为面向全社会开展的志愿服务，发扬了中华民族扶贫济困、互助友爱的传统美德。岐黄志愿者协会组织的各种长期项目在社会上树立了良好形象，得到了社会大众的极大认可与热情支持，使岐黄志愿者行动获得了广泛的社会基础，并在社会中获得了良好声誉（图 2-3-1）。

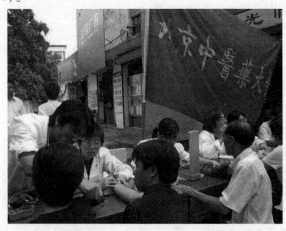

图 2-3-1　岐黄志愿者活动现场

2000年，岐黄志愿者在和平里社区开展志愿活动受到了胡锦涛同志的亲切接见。2001年，岐黄志愿者受到了周强、邓朴方同志的亲切接见。岐黄志愿者四年来如一日照顾中国第一位"南丁格尔"奖章获得者王琇瑛老人，被团中央领导誉为"中国青年志愿者服务史上的一个创举"。2001年，荣获中国青年志愿者行动组织奖；2001年，荣获北京市青年志愿服务杰出集体；2001年，荣获北京市青年志愿服务行动优秀组织奖；2003年，荣获北京市学习雷锋、志愿服务先进集体称号；2004年，荣获"全国百支志愿服务先进集体"称号；2005荣获北京市"十佳"志愿者（团体）评选提名奖；2006年，荣获第十一届国际田联世界青年锦标赛志愿者优秀集体奖；2007年，荣获"好运北京"测试赛志愿者优秀组织奖；2008年，荣获北京青年健康使者火炬行动组织贡献奖。

二、多途径人文传播扎根社会基层

学校依托中医药特色资源优势，努力发挥服务社会功能，通过多种媒介传播中医药文化和中医药专业知识，让几千年的中医药事业发展的精华与成果走进百姓、走向大众，树立了一面中医药文化大发展大繁荣的旗帜。

在主流媒体上进行中医药文化科普讲座。为了向全社会宣传普及中医药文化与养生保健知识，帮助广大群众正确认识和理解中医药，并且在日常生活中信中医药、爱中医药、用中医药，学校一大批专家分别在主流媒体上开辟专题讲座，在社会上产生了广泛影响，得到社会各界的好评。学校多次组织相关专家学者录制、制作中医类专题节目，包括中央电视台的百家讲坛、创新无限、讲述、透析方术、消费主张、生活567；中央人民广播电台的养生大讲堂——国医堂系列；北京电视台的身边、快乐健身一箩筐、魅力科学、非常向上；中国教育电视台的名老中医访谈、中国之最；新疆电视台的健康医生；河北电视台的爱健康；中央新闻记录电影制片厂的《中医》纪录片；以及韩国、日本等国外电视台的一系列节目。其中很多节目深受观众欢迎，并持续保持 185

了同时段收视率和市场份额第一的纪录。学校还多次与光明日报、中国中医药报、健康报、北京日报、北京青年报、新华每日电讯、国医杂志、家庭医生报、中国新闻社、新华社、中国卫生人才、科技日报、科学时报新生活周刊等平面媒体合作，刊登中医养生方面的科普文章。中医讲座还走出国门，2012年9月学校教授、党委副书记谷晓红应邀在意大利比萨孔子学院做了中医养生报告，在当地引起了极大反响。这些节目与报道通过向公众普及健康医学知识，倡导健康生活方式，在很大程度上促进了中医药文化的大发展大繁荣。

推出一大批中医药文化科普读物。学校专家学者在从事教学、科研和医疗工作的同时，针对大众日益迫切的健康需求，创作了一系列科学真实、通俗易懂、形式多样、体裁丰富、贴近生活的中医药文化科普作品，充实了中医药文化传播与普及资源。图书馆为充分发挥作为"北京中医药文化科普研究基地"的作用，针对大众日益迫切的健康需求，推出了一大批中医药文化科普读物，有力地促进了中医药文化的传播与普及。其中《青少年中医药文化知识普及读本》，荣获了中华中医药学会"中华人民共和国成立60周年中医药科普图书著作特别奖"。《中医启蒙三字经》《中医健康养生谣》，在北京中医药文化宣传周、"中医中药中国行"启动会等多个重要活动上被广泛宣传。

学校中医药博物馆作为"北京市科普教育基地""首都教育发展改革建设成果基地""北京中医药文化旅游示范基地""北京青少年外事交流基地"和北京中医药大学"中药饮片辨识实训基地"，每年都邀请社会人员来博物馆参观学习，印发四季养生、中医药知识等宣传册页，还深入居民社区通过可移动性展板和科普讲座等形式传授中医药常识，在弘扬中医药文化、宣传中医药知识方面作出了积极贡献。

学校中医药文化传播中心作为北京中医药文化研究基地，先后组织专家在本校及北京大学、福建中医药大学等多所高校做了数十场中医文化专题学术报告，出版和发表多部中医药文化相关书籍和文章，为国家中医药管理局、北京市中医药管理局的中医药文化相关工作提供了支持与服务，充分发挥了其人才密集、知识密集的优势。

开展中医药文化进校园活动。早在 2008 年，为配合"人文奥运"行动，学校组织了中医药名家讲师团，由校长亲自带队，走进首都高校，开展了"中医药文化进校园"主题活动，面向首都大学生传授中医药养生保健理念与方法，宣传普及中医药文化知识。

参与中医药文化科普宣传活动。学校专家学者积极参与北京市中医药文化节、中医药文化宣传周及全国中医药文化科普巡讲团等活动，为宣传中医养生保健理念、传播中医药文化知识、弘扬中医学精髓作出了贡献，体现了强烈的社会责任感。

第四节　面向国际，培养中华文化走向世界的勇敢探索者

当前，中医药事业正面临大好的发展时机，推动中医药国际化，重点在于推动中医药文化的国际传播。多年来，学校致力于向全球传播中医药人文理念，使之为全人类的健康事业服务。

一、国际教育使中华文化走向世界

在文化全球化、教育全球化的今天，积极推进国际交流与合作成为高校生存与发展的重要途径之一。在国际化背景下，高等院校也要积极开展国际交流与合作，这是适应未来职业教育发展的方向和趋势，是高等院校在竞争中取胜的法宝，也是高等院校不断进行改革与创新的动力和源泉。

长期以来，学校以全球视野作为办学着眼点，不断推进国际化进程，形成了"重开放"的办学特色。在全方位开展国际交流合作、推动中医药走向世界的同时，促进了中医药文化和中华文化在国际上的传播。

在欧洲创办示范中医医院。1987 年，学校在德国创办魁茨汀中医医院，得到中德两国政府的充分肯定，成为中国境外中医医 **187**

疗机构的范例，2007 年被国家中医药管理局命名为"外事示范基地"。

在境外率先举办中医学本科学历教育。1997 年，学校与英国国立密德萨斯大学（Middlesex University，MU）合作，率先在境外开办了中医学本科学历教育。这是西方大学第一个五年制中医专业，是中国高等教育首次进入外国国立大学，也是我国教育部首次批准在境外授予中国学位的项目。

在境外尝试双学位教育。2005 年，学校与新加坡南洋理工大学合作，在该校开办 3＋2 生物学/中医学五年制本科教育项目，这是北京中医药大学又一个具有开拓性的境外办学项目。

首次招收西医学博士攻读中医学博士学位。2006 年，学校与伊朗马什哈德医科大学合作，首次招收 20 名西医学博士来华攻读中医学博士学位。

建校以来，学校已为世界 89 个国家和地区培养各类中医药学历教育人才 5000 余名、其他中医药人才 2 万余名。尤其是 20 世纪 90 年代以后，留学生及港澳台学生教育事业在教育规模、办学层次、教学质量、管理水平等方面均得到了长足的发展，尤其是学历生教育，更是居于全国高等院校的前十名之内。截至"十一五"末，学校与 21 个国家和地区共 55 所境外大学建立校际合作关系，29 个教育教学合作项目正在运行。这些合作项目的建立和实施，不但丰富了学校的对外教育品牌和教育资源，提升了学校的国际地位，而且扩大了中医药文化在世界的吸引力和影响力，打开了一扇世界了解中国传统文化的新窗口。2011 年学校主办了第二届世界中医药教育大会，在全球 52 个国家和地区的600 多名代表面前，展示了北中医推进中医药教育国际化的成就和进展。2012 年 11 月 9 日，学校联合日本法人兵库医科大学创办的中医药孔子学院正式开始运营，这不但是日本首家中医孔子学院，更是首家在医科大学设立的孔子学院。

二、中医学子更具国际视野

　　对外交流为同学们提供了更广阔了的平台，培养学生具有国际观念、国际意识，树立向全球服务、向全球开放的观点，培养学生具有国际交往的能力。学校的学生境外交流项目包含境外学生到学校交流、学校学生赴境外学习交流。

（一）境外学生来华交流

仅 2012 年学校共接待了来自 7 个国家和地区的校际学生交流团组 11 个，约 290 人次。他们是第三届京港中医药学生交流营，第二届海峡两岸中医药学生交流营，奥地利医科大学学生交流团，新加坡南洋理工大学学生交流团，美国德门学院学生交流团，日本福冈大学学生交流团，韩国庆熙大学学生交流团，日本武库川女子大学学生交流团，日本花田学园学生交流团，日本后藤学园学生交流团和中韩学生交流营。这些交流团组多为学校境外合作院校的在读学生，他们来学校交流时间从一天到一个月，以了解、学习中医药文化知识为主，交流形式以课堂讲座、座谈、观摩相结合。通过境外学生来学校的交流，使得境外学生实际了解了中国医疗保健体制、中医药高等教育情况，近距离接触或亲身体验了中医药疗法，从而加深对中医药的理解。另一方面，通过境外学生来访交流活动，增进学校学生与境外学生的相互了解与友谊。

（二）本校学生赴境外交流

2012 年，学校学生出境交流人数创学校历史新高，共有学生139 人次赴 10 国家和地区进行交流、学习或实验研究，其中参加一学期以上交流的项目有 50 人次，分别是国家留学基金委研究生出国学习项目，人文学院学生赴英国实习、续读硕士项目，中药学院学生赴英国女王学院续读硕士项目，管理学院学生赴台湾义守大学交流项目，研究生参加导师国际合作科研课题赴美国、日本高校实验室做实验研究。参加学校组织短期赴境外交流的项目有 89 人次，这些项目为：奥地利医科大学交流项目（分别赴维也纳医科大学、格拉茨医科大学、因斯布鲁克医科大学临床学习），奥地利夏令营，德国魁茨汀医院学习，美国德门学院护理夏令营，美国高校暑期游学团组，澳大利亚皇家墨尔本理工大学交流团。除此以外，还有少数研究生随导师赴国外参加学术会等活动。

学校组织的赴境外短期交流项目特点，一是以校际交流为主，学生主要赴学校境外合作院校进行交流；二是交流区域广泛，辐射的地区有亚洲、欧洲、美洲、大洋洲；三是交流内容丰富，包括人文、经济、管理、医学专业等；四是交流形式多样，有临床见习、课堂专业学习、夏令营、观光游学等；五是学生参与面广，参与学生涉及除中药学院以外的所有学院，包括博士、硕士研究生、七年制学生及本科生。通过组织学生赴境外交流活动，让学生充分感受了国外大学浓厚的学习氛围和先进的办学理念，扩大了学生们的国际视野、提高自身跨文化交流能力及英语水平，与境外学生建立了友谊。另一方面通过学生交流活动，进一步传播中医药知识和中医药文化，扩大学校国际影响，促进学校国际化进程。

心声：对外交流学生的感想与总结

情系墨尔本，月是故乡明
——赴澳大利亚皇家墨尔本理工大学学习交流心得
针灸推拿学院硕士生付达尔丽

怀揣着对未知世界的憧憬和一点点的不安，十月二日清早，我和交流团的师生共 16 人一起踏上了为期十天的赴澳旅程。还记得自己当初在对外交流志愿者申请表的个人申请理由栏里写下的内容："中医药的发展，离不开国际交流合作；中医药人才的成长，离不开国际视野和平台。作为针灸推拿学专业一名热爱中医药事业的研究生，出国考察学习一直是我的心愿。这次交流项目，无疑是一次开阔眼界、增长知识、提升素质的难得机会，所以，我诚恳地向您申请此项目，并希望学有所得，以回馈祖国中医药事业！"经过 2 个多月各方面的准备，终于成行。飞机于北京时间 7：40 准时从首都国际机场起飞，经十几个小时的飞行，穿越一万多公里，我们终于踏上了这片位于南半球的美丽土地。

十天的学习交流是短暂的，更是丰富多彩、教人终生难忘的！

精彩纷呈的课堂

所有课程都是 RMIT 的老师们精心设计的。10 月 3 日抵达后，我们稍事休息，于 4 日正式开始了此次学习交流。我们从宾馆乘坐 Shuttle Bus 直接来到了位于墨尔本中心东北部的 Bundoora 校区。4 日，Dr. Bingxin Wang、Dr. Merv Jackson 和 Prof. CharlieXue 热情洋溢地向我们介绍了 RMIT、澳大利亚医疗体系和中医药在澳大利亚等方面的内容，并就有关问题与我们进行了轻松愉快的互动。据介绍，澳大利亚是全球土地面积第六大的国家，她不仅国土辽阔，而且物产丰富，是南半球经济最发达的国家，是全球第四大农产品出口国，也是多种矿产出口量全球第一的国家。澳大利亚拥有很多自己特有的动植物和自然景观。澳大利亚是一个移民国家，奉行多元文化，大约四分之一的居民出生在澳大利亚以外。澳大利亚也是一个体育强国，是全球多项体育盛事的常年举办国。澳大利亚有多个城市曾被评为世界上最适宜居住的地方之一。皇家墨尔本理工大学（RMIT），是澳大利亚最大的多层次综合性大学，是一所城市化、多元文化的大学，是澳大利亚提供课程种类最多的学校。RMIT 侧重于学生的就业，毕业生就业率高，起薪点高。澳大利亚的医疗保健制度是一个覆盖全民，人人受益的体系。澳现行医疗制度是在 19 世纪 70 年代以后逐渐发展形成的。澳医疗保健实行联邦、州和地方三级政府管理，联邦政府承担患者一般的治疗和药物费用，为公立医院、家庭、居民区卫生保健等提供经济上的援助；州和区政府主要为居民提供切实的医疗服务，包括大多数急性病和精神病患者的住院治疗，还向居民提供多种社区和公共卫生服务，包括学校保健、口腔保健、母婴保健、职业保健、疾病控制和各种健康检查；地方政府主要负责环境控制，如垃圾的处理、洁水的供应和健康检查，同时提供一系列家庭卫生保健服务和预防性的个人免疫服务。2010 年 6 **191**

月 20 日，时任国家副主席习近平亲自为皇家墨尔本理工大学中医孔子学院揭牌。从 2012 年 7 月 1 日开始，澳大利亚对中医、中药师进行全国注册管理，这使得澳大利亚成为第一个以立法方式承认中医合法地位的西方国家。据 Prof. CharlieXue 介绍，澳洲人对中医兴趣很浓，在澳大利亚，应用中医的情况非常普遍，大概有 20% 的澳洲人应用不同手段的中医治疗方法。RMIT 中医系大部分学生都是澳洲人，学生都要去中国学习一段时间，毕业后大部分自己开诊所。现在维多利亚州，有 40% 的中医师是皇家墨尔本理工大学的毕业生。5 日，我们和 RMIT 的学生一起走进了 Dr. Merv Jackson 的心理学课堂和 Dr. Joe Messina 的放射学课，老师们精彩的讲授、同学们积极轻松的互动让我们深切感受到了 RMIT 课堂的魅力！8 日上午，Ms. Rachel Cardwell 带领我们参观了墨尔本北部最大的公立医院——The Northern Hospital。我们参观了医院的各个科室，这里的医护人员正有条不紊地从事着手头的工作，在门口、走道、医生阅览室等多处我们可以看到各类免费的健康宣传方面的资料，医院的布局和中国医院不尽相同，环境氛围更轻松活泼，尤其在儿科诊室，我们可以看到各类玩具。8 日下午，Dr. Tony Zhang 与我们分享了 RMIT 中医药在科研和教育方面的国际合作情况。Tony 是一位华人，对我们的来访他显得格外高兴，为我们细致解答了很多疑问，并热情邀请我们有机会来澳学习深造。之后的时间里，我们还聆听了护理学、中医诊断学、整骨疗法等课程。课堂上，多媒体技术被广泛而深入地运用。在整骨疗法课程中，我还有幸亲身体验了 Dr. Ray Myers 高超的整骨技法（图 2-3-2）。10 日上午，我们参观了校图书馆，便捷、舒适的图书馆陈设给我们留下了深刻的印象。10 日下午对 Bundoora 校区校医院的参观令我们对学校的中医药临床实践有了更直观的了解和认识。

细致周到的服务

十多天丰富多彩的交流学习与 RMIT 校方和领导老师们提供的细致周到的服务是密不可分的。从 3 日上午到墨尔本机场的接

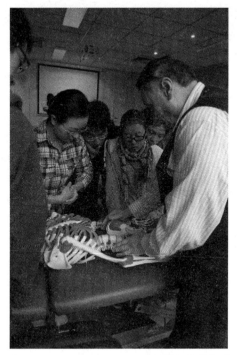

图 2 - 3 - 2　Dr. Ray Myers 现场讲解整骨技法

机，到当天下午 Dr. Bingxin Wang 为我们送来厚厚的一沓资料并细致介绍在澳学习、生活、旅游等方方面面的信息，再到当晚安排的轻松愉快的欢迎晚餐，我们初次感受到了来自 RMIT 的盛情。而之后十多天的学习交流更是让我们的这份感动愈来愈浓。

　　让我们无法忘怀的还有 RMIT 热情友好的同学们。据悉，2011 年，受我们北京中医药大学的邀请，RMIT 有 20 位同学参加了学校的学习交流活动。因为部分同学已毕业，还有一些同学去了南京学习，所以在校的人数已特别少。虽然正值忙碌的考试季，但听说我们要来，他们一直特别关心。4 日上午，我们第一次来到 Bundoora 校区学习，去年去过学校的几位在校同学都来与我们交流，还不时询问我们在澳是否适应、需要哪些帮助，并忍不住向我们讲述他们难忘美好的北京之旅，尤其赞叹学校志愿者　193

团队无微不至的热情帮助。在 RMIT，我们还享用了两次 free bar-becue，这是由学生会组织的面向全校同学的活动。学习交流期间，我们利用课间和午餐时间与 RMIT 学子进行了充分的交流，这让我们对学校各方面的情况有了更完整深刻的了解。我们还与他们一起玩闹，一起观看社团组织的各种表演秀……我仿佛看到——友谊之花正在中澳两国学子的心田灿烂盛开！

11 日下午是简单而不失隆重的毕业典礼。RMIT 副校长Dr. Andrea Chester 亲自出席典礼并为我们颁发了证书。为我们上课的部分老师也来到了我们中间，与我们话别。特别让我们感动的是 Dr. Bingxin Wang。她也是一位华人。在澳交流学习的每一天她都与我们在一起。临别之际，不舍之情流淌在我们每一个人心里。她带着一颗老师爱学生、母亲疼孩子的慈爱之心默默地为我们付出，饱含牵挂与深情。"希望大家快乐地成长、飞速地进步，希望大家发展地更健全，学会对人的关爱……"这是她送给我们的话。

毕业典礼结束的当晚，我们受邀参加了 Jane 和 Jessica 专门为我们安排的具有澳洲特色的派对。一进屋，我们就闻到了香气扑鼻、即将出烤箱的鸡腿的美味，还有诱人的烤肠、牛肉、羊肉、袋鼠肉、玉米等，当然，营养健康的各式蔬菜、水果、鸡蛋沙拉也让我们一饱口福。作为"美食文化交流"，我也一展厨艺，为亲爱的朋友奉上了几道中国菜，看着他们欣然品尝并不时地赞叹，我懂得了——有时文化的交流是不一定需要语言的。

12 日，在离别的前晚，健康科学学院院长 Prof. CharlieXue 为我们安排了欢送晚餐。还是那间餐厅，还是那些老师，甚至我们每个人的座次几乎都没有变……一样的轻松愉快，一样的欢声笑语，但每个人又清晰地感到似乎又多了很多东西。老师们说，我们都成长了，成长提高的不只是英语水平……我们知道，这些正是来自这片土地上这些人的爱的浇灌。我们更加知道，变得更浓的是我们对这里的信任与不舍，对这里无限的眷恋与感激……

思乡情更切

墨尔本的天空是清澈的蓝，这里的绿地和各种树木为我呈现了自己最爱的不同层次、不同浓度而都生机盎然的绿。他们说，这里就是梦中的人间天堂……我低头不语，而思乡的情绪却一天比一天浓烈地袭上心头。从来没有这样想念过家乡。高中的时候我离开村庄，独自来到美丽的宜昌市区求学；高考后，我飞出了三峡，在武汉一待就是 5 年；而随着考研，我又作别荆楚大地，来到了祖国首都北京。能回家的时间是越来越少，而追梦的激情让我在异乡也没心没肺地乐不思蜀。而今，跨越万里，在另一个国度、另一个半球的另一个季节里，我是如此的怀念着我的家乡！屋后的潺潺溪水，村落的缕缕炊烟，梢头的莺歌燕舞，还有那最甜美的乡音……"味道是骨子里绕不开的乡愁"，我甚至在宾馆的自助厨房里做起了爽口的简单小菜，而浓浓的乡愁却依然化不开。季羡林先生在《月是故乡明》一文中如是写道："我曾到过世界上将进三十个国家，我看过许许多多的月亮。在风光旖旎的瑞士莱芒湖上，在平沙无垠的非洲大沙漠中，在碧波万顷的大海中，在巍峨雄奇的高山上，我都看到过月亮。这些月亮应该说都是美妙绝伦的，我都异常喜欢。但是，看到他们，我立刻就想到我故乡中那个苇坑上面和水中的那个小月亮。对比之下，无论如何我也感到，这些广阔世界的大月亮，万万比不上我那心爱的小月亮。不管我离开我的故乡多少万里，我的心立刻就飞来了。我的小月亮，我永远忘不掉你！"是啊，月是故乡明！

偶然间看到境外交流学生在墨尔本写的一首诗，百感交集，与大家分享。

《归巢》：

10 月的晚上

我在墨尔本企鹅岛

这个离南极最近而离你却最远的地方

等待小企鹅归巢

伏在栏杆上

吹着来自更远地方的海风

仿佛舒缓的音乐

但这一刻

我是多想有你在身旁

我穿上了羽绒服

一点儿也不冷

但我多想

多想此刻就有你在身旁

一起依偎着　守候着

等待小企鹅们

归巢

如果可以

我再也不要离你这么远了

思念漂洋过海

如何让你知道它真正的浓度

思念

我亲爱的祖国！

　　多年来，北京中医药大学开展的人文素质教育工作，始终坚持以人为本，着力更新观念、创新内容、完善体系、形成合力，努力把握发展规律性、体现时代进步性、发挥思想创造性、增强工作实效性，主动适应学校建设与发展的实际要求和培养高素质创新型人才的社会需求，积极探索学生教育、管理、服务工作的新机制、新模式，只有以改革创新的精神全面推进学生素质教育伟大工程，才能把学校建设成有特色、高水平、国际知名的研究型大学，为中医药传统文化教育事业的发展作出更新、更大贡献的必由之路。

第三篇　人文素质教育效果评价方法探索

第一章　人文素质教育评价概述

一、人文素质教育评价的内涵和意义

人文素质教育评价是在教育评价、素质教育评价基础上发展形成的。教育评价的概念产生于 1933 年，美国的进步主义教育联盟（Progressive Educational Association，PEA）组织泰勒教授（Ralph Tyler）等进行了多年研究，提出教育评价是"一组给定的学习者的期望与实际学习效果之间的比较"。

素质教育评价体系，是指依照素质教育的目的、要求和教育的原则及其价值标准而建立起来的对受教育者的发展变化及构成其变化的诸种因素所进行的价值判断的一系列的方法、标准和规定。

笔者认为：人文素质不仅包含思想道德品质、人文知识，还包括一个人在社会活动中，不断地通过各种教育所获得的一种综合的素质。根据其行为特征，包括内隐和外化两个维度。内隐包括各种人文知识、人文精神，外化体现为各种人文行为，是综合了文化、心理、思想、情操、气质、个性、语言、情感、知识、仪态等各个方面的总体素质。对人文素质教育的评价，即对被评价体系所培养出学生的内隐和外化维度进行评价，以获得该教育体系的培养效果。

人文素质教育评价的任务是评价高校人文素质教育的效果，目的在于提高人文素质教育水平，评价的中心环节包括：被评价的人文素质教育体系所培养出学生的人文素质水平。因此，人文素质教育评价是指按照一定的价值标准，对受教育者人文素质的发展变化及构成其变化的诸多因素所进行的价值判断。任何一种

199

人文素质教育措施的广泛实施，都需要首先基于科学的证据、该人文素质教育措施效果的评价和适用性分析。

医生的职业对人文素质具有较高要求，高校如何提供有效的人文素质教育、现有人文素质教育体系效果如何、对医学生人文素质的提高是否具有意义，这些问题都需要进行人文素质教育效果评价。人文素质教育评价体系的确立，对于评价教育效果，为学校的教育决策和教学改革提供科学的依据，以便更新教育思想、转变教育观念、拓展教育渠道、整合教育资源、优化培养方案、深化教学内容和课程体系改革、提高教育质量和教育效果具有巨大的推动作用。对培养符合时代要求的具有较高人文素质的医学人才至关重要。

但是，当前尚缺乏公认的人文素质教育评价体系，大多数文献围绕人文素质教育的目标、原则、意义进行阐述。提高人文素质教育效果，科学地对人文素质教育措施、方法进行评价是前提。对此，笔者将根据人文素质的内涵，人文素质教育的目标，提出人文素质教育评价体系，包括评价内容、评价方法、评价指标，为今后进行人文素质教育提供科学范例，以促进医学人文素质教育质量的提高。

二、人文素质教育评价的可行性与复杂性分析

人的素质有两种属性：一为生物性，是个人与生俱有的生理特点，也称遗传素质；一为社会性，包括人的个性特征与知识能力结构两个方面。人的生物素质是个人发展的物质前提，人的社会素质则为人的发展提供知识和观念的规范和指导，二者从内外两个层次构成了人的整体素质。整体素质包含人文素质。

（1）评价内容具有稳定性：人文素质可通过各种行为方式经常性、稳固性地表现出来，不容易在短时间内有较大改变，使评价具有可行性。

（2）评价方法的灵活性：因为人文素质包括内隐和外化两个维度，进行测量时既需要对客观性指标进行测量评价，也需要对主观性指标进行测量评价，内隐维度主要为主观性指标，外化可

表现为各种可见的行为，通常为客观性指标。可以通过采用不同的测量方法实现，主观性指标可通过定性研究方法获得，或者把主观指标进行量化处理，即可以实现人文素质各指标的测量，进而完成评价。

（3）评价分析的复杂性：人文素质的养成不是一蹴而就的，不可能在短期内完成。人文素质的养成通过人文知识的教育、人文环境的熏陶、社会实践的锻炼，潜移默化地发挥作用，是长期内化形成的，它是无形的，具有潜隐性特点。人文素质的体现、表征不可能通过一种形式、一种途径表现出来，具有复杂性人文素质教育效果的潜隐性，表征的多样性和模糊性决定了人文素质教育评价的复杂性，其评价较难以量化的形式清晰揭示出来，必须通过多种评价方式，经过综合分析才能作出判断。

三、人文素质教育评价与传统教育评价的区别

针对具体学生的教育效果评价，传统教育以定量考核为主，即评价学生的分数，这种评价方法的优点在于学校便于评估教学效果，教师便于评价学生学习状况。而人文素质教育把教育的目的定位于促进学生的全面发展上。因此，人文素质教育相对于传统教育，其视野由"点"拓展成了多维立体的空间。与人文素质教育相应的教育评价的目的就体现出多元性的特征，它着眼于素质的全面提高，它是宏观控制和自我改善并重、注重结果更注重过程的全方位的评价。

作为课程评价权威人士之一的斯塔弗尔比（Daniell. Stufflebeam）曾指出，有效的评价应该是形成性的。国外的教学评价研究经过了测量时代（桑代克时期）—目标核心时代（泰勒—布鲁姆时期）—多元化时代—以人为本的评价几个阶段，人文素质教育是一个系统工程，其效果是综合多种因素形成。多元化评价将有可能成为未来教学评价的主要方式。评价的过程实际上是一个诊断的过程。

第二章 人文素质教育效果评价方法的建立

第一节 人文素质教育循证决策

传统的以经验为主的决策模式正在面临以科学证据为基础的循证决策（evidence-based decision making）模式的挑战。循证决策包含三个环节：产生证据，总结和传播证据，利用证据进行决策。人文素质教育循证决策，是指尽可能依据更好的证据来制定人文素质教育措施和改革。循证是一种系统方法、一种理念。循证理念源于循证医学（evidence-based medicine，EBM）概念。EBM 是 1992 年由加拿大著名临床流行病学专家 David Sackett 提出，"EBM 是指慎重、准确和明智地应用当前所能获得的最好的研究证据来确定对患者的治疗措施"。各行各业都可以通过循证的方法进行决策，例如医院管理、治疗措施疗效评价等。循证决策在人文素质教育研究中的意义重大，由其所产生的人文素质教育改革或决策关系到人文素质教育效果。

对人文素质教育效果进行评价，是实现人文素质教育循证决策的前提。否则很难说提供的人文素质教育是有效的，甚至传统模式下，人文素质教育及其决策可能是具有随意性的。在这种缺乏评估体系的教育体制下，学生的人文素质教育情况和效果值得广大教育者反思。

第二节　评价内容和过程

人文素质教育评价对象为人文素质教育具体措施，评价内容为人文素质措施的效果，通过评价该人文素质教育体系下学生的人文素质情况实现。

对于各种人文素质教育措施的效果评价，应采用科学的科研设计，而非简单基于文献研究、问卷调查、专家经验、案例分析等论证强度较低的研究方法。开展人文素质教育效果评价，首先需要探索适合人文素质教育研究的科学方法。当前缺乏对于人文素质教育研究方法学的规范，针对于此，笔者提出可借鉴临床流行病学中成熟的科学设计方法，应用于人文素质教育评价领域，以规范人文素质教育研究领域内的研究方法，可以使有关人文素质教育的科学问题，通过科学的、严谨的方法，获得可靠的结论，最终实现人文素质教育循证决策。应采用多元评价，最大程度降低主观性评价指标在评价过程中产生的偏倚。

综合以上，提出具体的评价方案如下：

一、对具体的人文素质教育教学措施进行评价

对高校提供的具体的人文素质教育教学措施进行评价时，可借鉴临床流行病学中成熟的科学设计方法，将其经过方法学改良，使之适用于中医人文素质教育评价领域。以规范人文素质教育评价方法，可以使提出的有关人文素质教育的科学问题，通过科学的、严谨的方法，获得可靠的结论。使这种人文素质教育措施在进一步推广应用时，对其适用性、科学性具有一定把握度。

流行病学设计中以干预措施的效果为例，其证据体依据证据强度由随机对照试验（Ⅰ级）、队列研究（Ⅱ级）、病例对照研究（Ⅲ级）、系列病例研究（Ⅳ级）、病例报告、传统综述、专家观点或经验（Ⅴ级）构成。证据的基础是临床实践者在长期的医疗实践中，通过对单个患者的治疗观察，逐渐积累获得治疗的经验，撰写病例总结，形成一种假说，在此基础上观察更多的病 203

例，形成病例系列，然后进行有对照的比较研究，初期最容易实施的是回顾性的病例对照研究，而后是前瞻性的队列观察或非随机的对照研究，最终采用随机对照试验进行验证。

人文素质教育评价同样可以应用如上基于证据等级体系的方法进行设计。以上流行病学方法经过改良，不改变方法学原则和原理，保证其科学性和固有的优缺点，但是研究人群和目标可以从对于某种药物（干预）对某种病症的疗效评价，转化为针对人文素质教育中存在的问题，某种解决方案或改革措施对提高目标学生群体的人文素质教育质量的效果评价。

例如对某种人文素质教育课程教学法的适用性或效果的研究，可以依据证据等级逐级递增的方法开展研究。首先通过对单个学生的观察（模拟单个病例报告）或某种教学法的小范围多个案例的观察（模拟病例系列研究），可以发现问题——即某教学法可能存在提高教学质量的效果；接下来通过回顾性的分析（模拟病例对照研究），再通过设计前瞻性观察（模拟队列研究或RCT），进行有对照的研究——新教学法 vs. 传统教学法，通过公认的评价体系进行评价，以获得该教学法对于人才培养的效果。

基于循证的理念，借鉴并改良临床流行病学中成熟的科学设计方法，可以使之适用于中医人文素质教育评价领域，以规范中医人文素质教育领域内的评价方法，为产生高质量的中医人文素质教育研究成果提供方法学模式，以推动中医人文素质教育改革向前稳固发展。

例如：改良病例对照研究开展中医人文素质教育评价。

1. 病例对照研究原理与步骤

病例对照研究（case-control study）属于因果关联推论的一种分析性研究，是探索患有某种疾病（或发生了某种结局）的病例组与未患该疾病（或未发生某种结局）的对照组之间对危险因素（或治疗）的暴露情况，通过询问或复查病例档案等方式，获得既往暴露因素与疾病结局之间相关性的研究。如果两组在研究因素之间存在差异，则推论该危险因素（或治疗）与疾病结局有相关性。病例对照研究的证据级别在循证医学里属于三级证据，优于无对照的病例系列和个案报告。

病例对照研究设计原理模式图见图3-2-1。

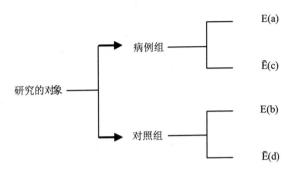

图3-2-1 病例对照研究设计原理模式图

Ē：暴露因素阳性 Ē：暴露因素阴性

研究对象分成病例组与对照组，不是随机化分配。因为发生疾病（事件）与否已经客观存在，研究者不能主观控制。

成组病例对照研究结果分析的四格表见表3-2-1。

表3-2-1 成组病例对照研究结果分析四格表

暴露因素	病例组	对照组	合计
有暴露	a	b	a + b
无暴露	c	d	c + d
合 计	a + c	b + d	N

优势比：$OR = ad/bc$

OR值可反映暴露因素与疾病（事件）的相关性效应强度。

为适应中医人文素质教育研究，改良后的病例对照研究原理与步骤：

探索某种人文素质教育教学成果（或发生了某种结局）的试验组与未具备此种教学成果（或未发生某种结局）的对照组之间相对危险因素（或某种教学法/教学改革措施等）的暴露情况，205

通过询问或复查学生情况等方式，获得既往暴露因素与教学成果之间相关性的研究。如果两组在研究因素之间存在差异，则推论该危险因素（或某种教学法／教学改革措施等）与教学成果有相关性。

改良病例对照研究设计原理模式图见图 3 - 2 - 2。

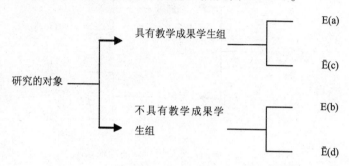

图 3 - 2 - 2　改良病例对照研究设计原理模式图

E：暴露于某种教学法阳性　　　Ē：暴露于某种教学法阴性

研究对象分成具有某种教学成果组与对照组，不是随机化分配。因为发生某种教学成果（事件）与否已经客观存在，研究者不能主观控制。

成组病例对照研究结果分析的四格表见表 3 - 2 - 1。

优势比：$OR = ad/bc$

OR 值可反映某教学法因素与教学成果（事件）的相关性效应强度。

2. 方法学改良后应用范围

改良后病例对照研究可以应用于某教学法或教学改革措施的效果评价、学生类型与教学成果之间相关性的研究、某种极端教学案例及其相关因素的分析等。

3. 病例对照研究对于中医人文素质教育效果评价的意义

由于病例对照研究可以同时对多个暴露因素（教学法或教学改革措施等）进行调查，故适合于复杂原因和复杂成果的研究。

病例对照研究对于中医人文素质教育的研究有两个方面的意义，其一，研究某种教学改革措施或教学法作为一个暴露因素与教学效果之间的关系；其二，探讨教学法中的各个组成环节分别作为独立暴露因素与教学效果之间的关系。

虽然随机对照试验（RCT）是效果评价的金标准，但是不具有前期工作基础，缺乏理论根据和科学假说的建立，直接进行大样本、多中心的 RCT 研究是不适宜的。病例对照研究是因果关联推断的基本研究方法，对探讨某种教学法或教学改革措施与教学成果之间关系具有不可替代的作用，也是 RCT 和队列研究的前期工作，用以产生合理的科学假说。研究过程相对于 RCT 和队列研究可谓非常简单，使用现有的、记录完整可靠的教学过程就可以实施。关键在于把可能与教学效果有关的要素引入调查表，通过设计定性和定量的问题开展回顾性调查。

4. 样本量估算

病例对照研究的样本大小计算与四个因素有关：①对照组中的估计暴露率（P_0）；②估计具有意义的最小增加或减少的比值比（R）；③希望达到的检验水准 α（通常取 0.05）；④检验的把握度（$1-\beta$）（β 通常取 0.20 或 0.10）。非匹配设计且病例与对照组相等的病例对照研究的样本量可以通过下面的公式来估计：

$$N = 2\bar{p}\bar{q}\,(Z_\alpha + Z_\beta)^2 / (P_1 - P_0)^2$$

其中，$P_1 = P_0 RR / [1 + P_0(RR - 1)]$　　$\bar{p} = (P_1 + P_0) / 2$　$\bar{q} = 1 - \bar{p}$

N = 病例组或对照组例数，P_1 为病例组的暴露率，P_0 为对照组的暴露率，RR 为预期的相对危险度。

5. 确定变量，设计调查表

在设计教学效果评价的病例对照研究调查表时，要有的放矢，不能面面俱到，问题的设定取决于研究目的，不能漫无边际。在事先可能需要做大量工作把可能的暴露因素全部鉴定，如果没有一个可供参考的现成清单，但是可以通过专家访谈、阅读文献、社会学定性观察的方法来获取。最终研究小组达成一致性 207

意见，设计完善的调查表中所有的暴露因素作为研究的变量。

量表制作完成后确定调查方法和时间，培训调查人员。使用统一的调查表，通过查阅病历或使用问卷对研究对象进行访谈等方法获得资料。比较两组的暴露情况，验证该暴露因素与疾病结局是否存在联系、联系的性质和强度。

6. 精确测量，控制偏倚和混杂

研究组的学生往往愿意积极主动地回忆和教学效果相关的信息，应答情况要优于没有目标教学效果的对照组。调查中应采用直接询问式的调查，使用相同的调查表，统一调查员的询问方式、时间长短，最好采用盲法以避免询问偏倚和回忆性偏倚。

混杂性偏倚是指外部变量全部或部分掩盖或夸大了暴露因素和研究结果间的真实联系。可以使用配比和分层的方法在设计和分析阶段消除已知和未知混杂因素的影响。常用的配比因素有年龄、性别、种族、地区等。如果配比条件较多，为每个研究组的研究对象寻找各个因素都能够匹配的对照是有难度的。还要防止配比过度——即不能把研究组和对照组的所有相关因素均进行配比，那么两组的 OR 值将没有差异，人为缩小危险因素与疾病的相关性。

7. 病例对照研究的优点

（1）费用低廉，研究所需时间短：相对于队列研究，费用较低，且可利用现有资料，所需研究对象较少，方法简单，可快速进行，相对容易。

（2）可用于评估罕见案例或教学法的反面效果：对于评价罕见案例或药教学法的反面效果与暴露因素的关系，可能是有力的证据。正确严格进行的病例对照研究可以提供高质量的证据。

（3）可研究大量的独立变量：同一次病例对照研究，可对某种教学法或教学改革措施的多种相关因素进行调查。

（4）一定程度上可重复。

（5）为进一步研究提供假设：可以发现相关事物，支持因果关系，为进一步应用队列研究提供新的假设。

8. 病例对照研究的缺点

（1）不能描述观察结局发生率：因为教学成果组是由研究人员提前选择的，因而不可能计算真实发生率、相对危险度，结果应该用比值比（OR）来表达。

（2）不能证明因果关系：可显示教学法与教学成果之间的相关性，但不能证明结果在教学法之后发生。

（3）资料收集问题：通过回顾性收集资料，参与者不容易回忆起暴露因素。有些资料容易遗漏，信息可能得不到或者质量低，资料的收集不能保持前后连贯性，有可能像非并行队列研究出现数据记录不一致、主观解释记录等问题。

（4）每次只能研究一种疾病或教学法。

（5）不适于研究人群中暴露比例很低的因素，因为这需要很大的样本量，可行性较差。

以上评价方法适用于人文素质教育"第一课堂"具体教育教学法效果的评价，包括学校提供的各种人文课程。

二、对学生的人文素质情况进行评价

1. 明确清单

根据人文素质内涵，应首先明确学生人文素质都包括哪些可供测量评价的要素组成，再根据不同的要素的性质进行具体评价。但是，由于人文素质的内涵尚无统一定论，故目前尚无明确的人文素质要素组成清单。因此，对此部分内容进行评价具有一定难度。但可通过查阅既往文献、专家共识、问卷调查等方式获得该清单。现提供一些获得此要素清单的一些科学方法。

（1）文献检索：包括手工检索和电子检索两种方法，开放式检索各个数据库的既往发表文章、论文汇编、会议资料等文献资料，获得文献中提供的人文素质评价要素。

举例：

张铁辉等学者提出高职英语教学中的人文素质教育及评价依据人文知识、人文思维和人文精神的教育，从知识评价、能力评 209

价和情感评价三个维度构建（表3-2-2）。

表3-2-2　高职英语教学中的人文素质教育评价

项目	能力目标	对应模块
知识评价	1. 解我国传统文化的精髓	人文知识
	2. 熟悉西方各种文化习俗	
	3. 具备良好的文化意识	
	4. 懂得中西文化的差异	
能力评价	1. 能运用英语进行良好的沟通和跨文化交际	人文思维
	2. 能运用英语对中西文化现象进行简单阐述	
	3. 能运用英语处理接待等简单的涉外事务	
情感评价	1. 养成读书的习惯	人文精神
	2. 健全宽广的胸怀	
	3. 树立平等的文化观和审美观	
	4. 具备仁爱和感恩之心，自觉维护社会公德	
	5. 形成良好的道德风尚和社会责任感	

　　20世纪80年代，美国著名发展心理学家、哈佛大学教授霍华德·加德纳博士提出多元智能理论，确定了人类的7种智能，即：语言智能、逻辑-数学智能、音乐智能、身体-动觉智能、空间智能、人际智能、自我认知智能，另外3种智能即博物学家智能、存在智能和精神智能还在研究之中。它和我国促进人的全面发展的素质教育不谋而合，对教育改革实践有着积极的影响，并起到了理论上的支撑作用。多元化评价是以观察、记录学生完成作品或任务、团体合作计划，如实验、表演、展示、口头演说、检测表等多种方式进行，不是从单一的考试背景中，而是从广泛的背景中收集信息。而收集到的也不是单一对标准呈现的试题反应的信息，而是在多元智能活动即"智能展示"中显示出来的各方面的信息。多元化评价所使用的方法也是多种多样的，对学生的评价是从多个方面、多种能力综合进行，并且与教学指导直接联系，更客观地考查学生在生活中解决实际问题的多方面

能力。

厉建刚提出从六个方面来进行，其内容包括：

1）德育测评：主要评估学生政治表现、思想修养和道德品质、日常行为规范、遵纪守法、学习态度、集体观念、劳动观念等。

2）智育测评：主要评估学生选修课的学习成绩与学习效果、发表论文和文艺作品等。

3）参加、组织活动能力测评：主要评估学生在文体活动中的表现及成绩、组织管理、参加社会社团、公益活动等。

4）技能测评：主要评估学生的专业技能、资格证书等。

5）创新能力（创业能力）测评：主要评估学生的科学研究和创新能力、创业项目等。

6）人际交往和心理健康测评：主要评估学生的心理素质、心理健康、与陌生人沟通的能力、为人处事能力、与异性交往的能力等。

郎栋提出：素质教育评价的内容应包括对人文素质教育基础条件和教育过程，尤其是对开展相关教育之后产生效果的评价。

包括对人文素质教育条件的评价：①对人文专业教师规模、层次的评价；②对校园人文环境评价；③对经费投入和人文书籍藏有量的评价。对人文素质教育过程中的评价：①课堂：人文课程、人文课时数和授课效果；②校内活动、校外实践。

刘高远提出高职学生人文素质评价指标分两种，一是人才评价指标，另一种是课程评价指标。人才评价指标指示人才的现有发展水平，是一种选人、用人指标。虽然高校人才培养也以人才评价指标为导向，但作为对学生的成长评价，人文素质教育评价应该选用课程评价指标，它关注学生的最近发展区。

1）生活、生命指标。在人文素质结构中，世界观居于最顶级，是人文素质教育的制高点，但世界观不具有指标性特征，需要通过人生观、价值观反映出来。世界观决定人生观和价值观，而人生观、价值观层次的问题则需要从世界观层次寻找原因。人生观和价值观居于人文素质的第二个层次，它们决定学生的认同 **211**

维度，即从一系列事物的价值排序中判断什么是应该的和不应该的，什么样的人生目标是最值得自己追求的，具体表现为一个人的生活态度和生命态度。高职高专学生应该是一个有理想、要进取、讲节操的人，他们具有一定的哲学、文学和史学品位，在生活态度方面表现出认真、勤奋、自律、整洁的良好作风。

2）社会伦理、情趣指标。基本伦理观和审美观是人文素质的第三个层次，决定学生的选择维度。当代大学生渴望成才，但为什么成才，为谁成才，成什么样的人才，这是人文素质教育中需要解决的选择维度问题。高职高专学生应当树立以"八荣八耻"为主要内容的社会主义荣辱观，具有高雅的审美情趣，热爱自然，热爱生命，做一个具有艺术修养和宽广心灵的人。在与他人、与社会的关系上，高职高专学生要有组成团队展开协作的意愿，在集体中尊重他人、遵守规则、讲究礼仪、诚实守信、善于沟通，做一个具有法律意识和道德责任感的人。

3）专业思想与职业道德指标。专业思想和职业道德修养是人文素质的第四个层次，它们决定学生的责任维度。高职高专学生要深刻理解自己所学专业的社会意义，努力学习所要从事职业的操作技术，了解行业现状，树立职业的崇高感和成就感，立志以自身的知识和能力贡献国家、惠济社会。

4）心理成熟指标。人文素质诸元素的整体结构稳定性是一个人的心理成熟度问题。心理成熟指标主要考查学生对在实习、实践学习过程中遇到复杂问题的判断能力和自我调控能力。高职高专学生应该具有自我管理能力，能够承担责任，遇到困难时表现出意志力和坚韧性，做一个自立、自尊、自强、奋发有为的人。

5）自我发展指标。作为一种育人指标，人文素质评价要专门为学生设置一个发展指标。要求学生不断观察、反思环境的发展和变化，拥有创造、革新的勇气，具有跨地域跨文化流动、随时随地学习新事物的能力。

（2）定性访谈：定性研究是科学的方法，已经获得了国际的公认，它具有完整的方法学设计、实施、评价体系，根据研究目的的不同，有不同的定性研究方法可供选择。例如焦点组访谈（focus group）、个体深入访谈（in‑depth interview）等，通过访谈直接获得访谈对象对于人文素质评价要素组成，根据不同访谈目的进行描述性为主的主题分析（thematic analysis）和产生理论为主的扎根理论（grounded theory）进行资料分析。

举例：

应用社会学定性研究方法进行教师、学生访谈，获得与人文素质包含的相关要素。

研究目的：应用社会学定性研究方法描述、归纳人文素质应包含哪些要素。

研究内容：挖掘教师与学生对于人文素质组成要素的认识、经历和观点。

资料收集方法：个体深入访谈（in‑depth interview）。

访谈对象：高校教师和学生。

抽样原则（Sampling）：目的性抽样，依照定性研究的原则，当信息获得饱和，没有新的类别（category）产生时，停止抽样。

制定访谈提纲：

①您认为什么样的学生具备较高的人文素质？

②您认为人文素质的内涵包括哪些要素？

③在对高校学生的培养过程中应注重哪些方面或环节的培养和引导？为什么？

④您在接受人文素质教育的过程中有哪些体会和经验？您希望从院校教育中获得哪些帮助？培养哪些能力？对日后成为或培养出具有较高人文素质人才有什么意义？

⑤您对人文素质内涵还有哪些体会和经验？

资料分析方法：主题分析（thematic analysis）。

分析软件：ATLAS. TI（专用定性研究分析软件）。

（3）问卷调查：通过问卷调查形式，进行统计学因子分析，确定人文素质组成要素并对其进行分类。

1）可参考评价指标：基于当前文献，人文素质教育主要评价指标具有多元性，各家之言并不统一，中医素质教育研究领域　213

缺乏现行、公认的人文素质教育评价指标和体系。现简要介绍几种人文素质教育评价指标体系，以供参考。

徐世浩等通过问卷调查提出以下地方本科院校人文素质教育指标体系，见表3-2-3。

表3-2-3　地方本科院校人文素质教育影响因素指标体系

一级指标	二级指标	指标内涵（观察点）	权重	矫正
外部因素（20）	社会大环境	社会区域环境、生活方式、社会组织、物质能源	10	
	文化背景	外来文化、乡土文化、现实条件	10	
内部因素（60）	办学理念	办学理念中反映人文素质教育的比重，理念的先进性、可持续性	5	
	学校制度	涉及人文素质教育方面的中长期发展规划、条例性文件和章程	10	
	校园文化	硬件建设：校园人文景观、学校标志性建筑等；软件建设：图书建设、社团建设等	5	
内部因素（60）	网络环境	网站数量、网络内容、网络实施情况	10	
	教师队伍	教师队伍的层次分布、质量、人文修养等	15	
	课程体系	三类课堂的开设情况、体系的完善性	10	
	培养模式	模式的多样化和创新性	5	
实践因素（20）	校外社会实践活动	实验、课程实习、专业实习、毕业实习、毕业设计、社团活动、国防教育、社会调查等	5	
	户外拓展训练	各项活动参与程度	5	
	学术竞赛	各级各类学术竞赛获奖情况	5	
	基地建设	人文素质教育基地建设情况	5	建设情况优异可适当加分

杭国英等提出高职院校人文素质教育评价指标见表3-2-4、表3-2-5。

214

表3-2-4　高职院校人文素质教育评价指标I

一级指标	参考权重	二级指标	观测点	等级标准			
				A (80~100分)	B (60~80分)	C (40~60分)	D (0~40分)
人文素质教育的整体规划	20%	学校定位 (10%)	1. 人文素质教育在学校教学规划中的定位； 2. 学校是否有人文素质教育总体规划				
		制度建设 (5%)	1. 学生培养方案中人文素质教育的比重； 2. 人文素质教育的资金支持力度； 3. 人文素质教育专职教师的专项引进政策				
		办学思路 (5%)	1. 学校领导是否有人文素质教育的思想观念； 2. 学校领导是否对人文素质教育予以重视				
人文素质教育的教学建设	30%	环境建设 (10%)	1. 人文素质教育设施、场所是否齐全； 2. 学校人文气息是否浓厚				
		师资建设 (5%)	1. 是否配备专门的人文知识课程的教师以及师生比； 2. 人文素质教育教师的学历情况及优秀教师比例； 3. 教师的人文素质				
		课程建设 (10%)	1. 人文素质教育类科目是否齐全； 2. 每学期人文素质类课程开设数量是否充足； 3. 是否有特色课程				
		科研建设 (5%)	1. 课程体系的研究状况； 2. 科研项目的申报及参与情况				

医学生人文素质教育初探

一级指标	参考权重	二级指标	观测点	等级标准			
				A（80~100分）	B（60~80分）	C（40~60分）	D（0~40分）
人文素教的动建设	文质育活设 30%	学术活动（10%）	1. 人文类学术活动的次数、规模； 2. 人文类讲座报告的次数				
		文体活动（10%）	1. 校会、班会的组织开展情况； 2. 每学期社团、文体活动开展情况				
		社会活动（10%）	大型活动、社会志愿活动的参与情况				
人文素教成果	文质育成果 20%	学生成果（5%）	1. 学生选修人文类课程成绩情况； 2. 学生在人文社科活动中的获奖情况； 3. 学生的人文精神风貌				
		学校成果（5%）	1. 学校文化氛围和人才培养体系是否改善； 2. 是否形成良好的校风校貌				
		社会影响（10%）	生源、就业、社会评价				
人文知识	50%	人文知识学习情况（20%）	1. 人文知识的掌握和运用情况； 2. 是否具有人文知识的学习和研究能力				
		人文知识学习风气（15%）	1. 是否具有诚信、严谨的学习、工作作风； 2. 对人文知识教育的学习是否具有主动性； 3. 是否具有对学习成绩和人文课程选择的正确态度				
		专业文化知识（5%）	是否了解专业文化背景				

表3-2-5　高职院校学生人文素质评价指标Ⅱ

一级指标	分值	二级指标	观测点	技能大赛（40%）	素养教育课程（40%）	网络人文素质教育平台（20%）
人文行为	40%	职业道德修养（10%）	是否具有爱心、诚信、责任、严谨、创新			
			是否具有良好的沟通协调能力、团队合作精神			
			是否具有工作责任感			
人文行为	40%	职业行为修养（15%）	是否遵纪守法和执行企业制度、遵守纪律			
			1. 是否具有良好的文明礼仪、涵养修养； 2. 是否具有良好的仪容仪表			
			1. 是否具有得体的言谈举止、善于与他人沟通； 2. 能明确表达自己的思想、准确回答他人的问题			
		活动能力（15%）	是否积极参加各项文体活动、社团活动			
			是否主动和同事、同学配合，具有合作能力			
职业人文精神	20%	人文思想（10%）	1. 是否具有职业理想； 2. 是否具有进取精神和事业意识			
		职业价值观（10%）	1. 是否具有职业的崇高感和成就感； 2. 是否可以作出符合社会价值取向的合理判断			

　　李航提出体育专业大学生人文素质教育与评价体系如图3-2-3。

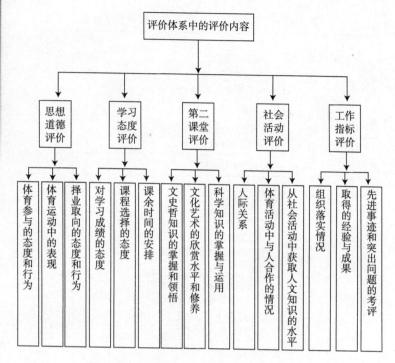

图 3 - 2 - 3　体育专业人文素质教育评价体系

赵志斌提出理工科大学人文素质教育的多级综合评价指标如表 3 - 2 - 6。

表 3 - 2 - 6　理工科大学人文素质教育评价清单

目标项		准测项	措施项
理工科大学人文素质教育评价清单 U	制度建设U_1	理工科大学人文素质教育总体规划U_{11}	定量
		重视人文素质评价清单素质教育科研U_{12}	定量
		人文素质教育经费扶持力度U_{13}	定性
		学生培养方案中人文知识的比重U_{14}	定量
		是否有人文学科优秀教师专项引进政策U_{15}	定量

（续表）

目标项		准测项	措施项
理工科大学人文素质教育评价清单 U	课程建设U_2	文，史，哲，艺各科齐全U_{21}	定性
		人文素质基础课开设齐全与数量U_{22}	定性
		每学期人文素质类课程开设数量充足U_{23}	定量
		每学期人文素质类课程选课人数U_{24}	定量
		有无特色课程U_{25}	定性
	学术，课外活动U_3	人文类学术活动，讲座报告次数U_{31}	定量
		社团文体活动开展情况U_{32}	定量
		学生在市级以上文体、社科竞赛中获奖情况U_{33}	定量
		是否经常开展心理咨询活动U_{34}	定性
	师资建设 U_4	人文类教师学历情况U_{41}	定量
		人文类教师优秀教师比例U_{42}	定量
		人文类教师师生比U_{43}	定量
		人文类教师在职进修情况U_{44}	定性
	教育效果 U_5	师生精神风貌，校园文化氛围改善情况U_{51}	定性
		师生创造性，心理素质改善情况U_{52}	定性
		师生是非观、美丑观、善恶观是否正确U_{53}	定性
		学生选修人文类课程成绩情况U_{54}	定量
		学生审美能力的改善提高U_{55}	定性
	环境建设 U_6	学校教师是否有环境育人的意识作为U_{61}	定性
		校园人文气氛是否浓厚U_{62}	定性
		人文素质教育设施，场所是否齐全U_{63}	定性

李明高提出理工科高校人文素质教育课程体系的构建如表3 -
2 - 7。

表3-2-7 理工科人文素质教育课程体系

课程系统	课程模块	课程举例
学科课程	社会、道德类	社会学、大学生思想道德修养、公共关系学等
	哲学、政治类	马克思主义哲学、毛泽东思想概论、国际时事等
	经济、法律类	经济学概论、法律基础、市场经济与法律等
	历史、文化类	中外简明史、中国传统文化、东西方文化比较等
	语言、文学类	中国语文、语言学基础、文学名著欣赏等
	艺术、审美类	艺术欣赏、美学概论、影视欣赏等
	教育、心理类	教育学、心理学、大学生主理健康教育等
活动课程	学术研讨活动	人文知识讲座、人文论坛等
	校园文化活动	人文知识竞赛、艺术创作、主题演讲、主题征文等
	社会实践活动	青年志愿者、社区服务、暑期社会实践等
环境课程	物质环境	校园建筑与设施、校园设计与美化、文化橱窗等
	制度环境	政策保障、经费保障、课时保障、评价机制等
	精神环境	历史传统、人文氛围、理想追求、学术风气等

2）人文素质教育评价项目池及其筛选：目前，通过文献研究，尚未检索到可专门用于某一学科领域内的人文素质教育评价体系及具体指标。结合如前所述人文素质教育评价内容和可参考指标，笔者尝试进行一些探索。在既往相关领域文献基础之上，开展小样本研究，目的为抽提中医人文素质教育评价指标，以便日后为创建中医人文素质教育评价体系，指导实践工作奠定基础。

评价内容：笔者总结当前各领域人文素质教育评价涉及的指标和北京中医药大学培养计划建立指标项目池，拟通过问卷调查人文素质教育评价指标抽提，并确定权重，以初步创建中医人文素质教育与评价指标体系。根据评价对象，可以分为两类，一为评价学校的人文素质教育能力，一为评价学生的人文素质。学生人文素质评价可以作为评价学校人文素质教育能力的一部分，亦可以单独进行评价。

创建项目池：

项目池：

评价学校的人文素质教育能力涉及的项目：办学理念，学校制度，校园文化，网络环境，师资队伍，课程体系，培养模式，人文素质教育在学校教学规划中的定位，学校人文素质教育总体规划，学生培养方案中人文素质教育比重，人文素质教育资金支持，人文素质教育专职教师的专项引进，校领导人文素质教育思想观念，校领导重视程度，人文素质教育设施齐全，学校人文气息，人文素质教育教师配备和师生比，人文素质教育教师学历和优秀教师比例，教师的人文素质，人文素质教育科目设置，开课情况，特色课程设置，课程体系研究状况，科研项目申报情况，人文类学术讲座，各级学生组织的人文活动情况，学生选修人文课程情况，学生人文社科活动获奖情况，学生的人文精神风貌，学校文化氛围和人才培养体系，良好校风校貌，社会评价，文、史、哲、艺课程设置，人文素质基础课程，人文素质课程选课人数，特色课程，社团文体活动，学生在市级以上问题社科竞赛中获奖情况，心理咨询活动，创造性，校园人文气氛，人文素质设施与场所。

评价学生的人文素质涉及的项目：社会实践，户外拓展训练，学术竞赛，传统文化了解，读书习惯，胸怀，文化观，审美观，社会公德，仁爱，感恩，社会责任感，人文课程，精神风貌，人文知识，学习能力，研究能力，诚信，严谨，主动学习，学习态度，专业文化背景，爱心，责任，严谨，创新，沟通能力，协调能力，合作精神，责任感，遵守纪律，文明礼仪，涵养，仪表，言谈举止得体，表达清晰，参加活动，职业理想，进取精神，成就感，社会价值取向，文史哲知识，文化艺术欣赏水平和修养，科学知识掌握与运用，人际关系，经验，先进事迹，历史知识，文学知识，政治知识，艺术知识，哲学知识，法律知识，社会公德，家庭道德，职业伦理，民族精神，爱国主义精神民主观念，观察判断，遵守法纪，勤劳敬业，团结协作，信息处理，解决问题，价值观念，独立人格，人文关怀，求知精神，批 221

判精神，审美追求，坚定信念。

项目说明：

办学理念：反映人文素质教育的比重，理念的先进性、可持续性。

学校制度：涉及人文素质教育方面的中长期发展规划、条例性文件和章程。

校园文化：校园人文景观、学校标志性建筑，图书建设，社团建设等。

网络环境：校园网站数量、内容、特色、实施情况。

师资队伍：教师队伍层次分布、人文修养。

培养模式：多样性和创新性。

人文素质教育资金支持：资金投入情况。

人文素质教育专职教师的专项引进：人才引进情况。

学校人文气息：学校及全体师生风貌。

科研项目申报情况：人文素质教育类课题。

学生的人文精神风貌：学生整体风貌。

良好校风校貌：整体评价。

社会评价：社会对学校的整体评价。

心理咨询活动：包括社团、协会等各级校内组织。

项目归类：

通过问卷调查根据项目具体内涵进行归类。

学校人文素质教育评价可初步划分为以下几个方面：

学校制度建设道德：正确的法律和道德意识、正确的文化观念。包括世界观、价值观、人生观、医德等。

人文环境知识：拥有一定的人文社会科学知识。如哲学、文学、社会学、历史学、传统文化等一般知识储备。

课程设置能力：语言运用能力、分析归纳能力、审美能力。如艺术欣赏、审美、认知、情感等。

科研方法：有一定的视野，能够从不同角度去认识世界，了解社会。如职业意识、职业规划、处否应变等。

活动心理：健全的心智。如人格、心理健康状况、承受压力、心理调适能力和方法。

形成问卷：

针对如上项目池，形成问卷如表 3－2－8～表 3－2－11。

说明：不相关（0 分），轻度相关（1 分），较相关（2 分），非常相关（3 分）。

表 3－2－8　评价学校人文素质教育项目池筛选

项目	选择				备注
办学理念	□不相关	□轻度相关	□较相关	□非常相关	
学校制度	□不相关	□轻度相关	□较相关	□非常相关	
校园文化	□不相关	□轻度相关	□较相关	□非常相关	
网络环境	□不相关	□轻度相关	□较相关	□非常相关	
师资队伍	□不相关	□轻度相关	□较相关	□非常相关	
课程体系	□不相关	□轻度相关	□较相关	□非常相关	
培养模式	□不相关	□轻度相关	□较相关	□非常相关	
人文素质教育在学校教学规划中的定位	□不相关	□轻度相关	□较相关	□非常相关	
人文素质教育在学校教学规划中的定位	□不相关	□轻度相关	□较相关	□非常相关	
学校人文素质教育总体规划	□不相关	□轻度相关	□较相关	□非常相关	
学生培养方案中人文素质教育比重	□不相关	□轻度相关	□较相关	□非常相关	
人文素质教育资金支持	□不相关	□轻度相关	□较相关	□非常相关	
人文素质教育专职教师的专项引进	□不相关	□轻度相关	□较相关	□非常相关	
校领导人文素质教育思想观念	□不相关	□轻度相关	□较相关	□非常相关	
校领导重视程度	□不相关	□轻度相关	□较相关	□非常相关	
人文素质教育设施齐全	□不相关	□轻度相关	□较相关	□非常相关	
学校人文气息	□不相关	□轻度相关	□较相关	□非常相关	

医学生人文素质教育初探

项目	选择				备注
人文素质教育教师配备和师生比	□不相关	□轻度相关	□较相关	□非常相关	
人文素质教育教师学历和优秀教师比例	□不相关	□轻度相关	□较相关	□非常相关	
教师的人文素质	□不相关	□轻度相关	□较相关	□非常相关	
人文素质教育科目设置	□不相关	□轻度相关	□较相关	□非常相关	
开课情况	□不相关	□轻度相关	□较相关	□非常相关	
特色课程设置	□不相关	□轻度相关	□较相关	□非常相关	
课程体系研究状况	□不相关	□轻度相关	□较相关	□非常相关	
科研项目申报情况	□不相关	□轻度相关	□较相关	□非常相关	
人文类学术讲座	□不相关	□轻度相关	□较相关	□非常相关	
各级学生组织的人文活动情况	□不相关	□轻度相关	□较相关	□非常相关	
学生选修人文课程情况	□不相关	□轻度相关	□较相关	□非常相关	
学生人文社科活动获奖情况	□不相关	□轻度相关	□较相关	□非常相关	
学生的人文精神风貌	□不相关	□轻度相关	□较相关	□非常相关	
学校文化氛围和人才培养体系	□不相关	□轻度相关	□较相关	□非常相关	
良好校风校貌	□不相关	□轻度相关	□较相关	□非常相关	
社会评价	□不相关	□轻度相关	□较相关	□非常相关	
文史哲艺课程设置	□不相关	□轻度相关	□较相关	□非常相关	
人文素质基础课程	□不相关	□轻度相关	□较相关	□非常相关	
人文素质课程选课人数	□不相关	□轻度相关	□较相关	□非常相关	
特色课程	□不相关	□轻度相关	□较相关	□非常相关	
社团文体活动	□不相关	□轻度相关	□较相关	□非常相关	
学生在市级以上问题社科竞赛中获奖情况	□不相关	□轻度相关	□较相关	□非常相关	
心理咨询活动	□不相关	□轻度相关	□较相关	□非常相关	

（续表）

项目	选择				备注
创造性	□不相关	□轻度相关	□较相关	□非常相关	
校园人文气氛	□不相关	□轻度相关	□较相关	□非常相关	
人文素质设施与场所	□不相关	□轻度相关	□较相关	□非常相关	
你认为还包括哪些项目及其相关性如何？					
	□不相关	□轻度相关	□较相关	□非常相关	
	□不相关	□轻度相关	□较相关	□非常相关	
	□不相关	□轻度相关	□较相关	□非常相关	
	□不相关	□轻度相关	□较相关	□非常相关	

表 3 – 2 – 9　评价学生人文素质项目池筛选

项目	选择				备注
社会实践	□不相关	□轻度相关	□较相关	□非常相关	
户外拓展训练	□不相关	□轻度相关	□较相关	□非常相关	
学术竞赛	□不相关	□轻度相关	□较相关	□非常相关	
传统文化了解	□不相关	□轻度相关	□较相关	□非常相关	
读书习惯	□不相关	□轻度相关	□较相关	□非常相关	
胸怀	□不相关	□轻度相关	□较相关	□非常相关	
文化观	□不相关	□轻度相关	□较相关	□非常相关	
审美观	□不相关	□轻度相关	□较相关	□非常相关	
社会公德	□不相关	□轻度相关	□较相关	□非常相关	
仁爱	□不相关	□轻度相关	□较相关	□非常相关	
感恩	□不相关	□轻度相关	□较相关	□非常相关	
社会责任感	□不相关	□轻度相关	□较相关	□非常相关	
人文课程	□不相关	□轻度相关	□较相关	□非常相关	
精神风貌	□不相关	□轻度相关	□较相关	□非常相关	
人文知识	□不相关	□轻度相关	□较相关	□非常相关	
学习能力	□不相关	□轻度相关	□较相关	□非常相关	

项目	选择				备注
研究能力	□不相关	□轻度相关	□较相关	□非常相关	
诚信	□不相关	□轻度相关	□较相关	□非常相关	
严谨	□不相关	□轻度相关	□较相关	□非常相关	
主动学习	□不相关	□轻度相关	□较相关	□非常相关	
学习态度	□不相关	□轻度相关	□较相关	□非常相关	
专业文化背景	□不相关	□轻度相关	□较相关	□非常相关	
爱心	□不相关	□轻度相关	□较相关	□非常相关	
责任感	□不相关	□轻度相关	□较相关	□非常相关	
严谨	□不相关	□轻度相关	□较相关	□非常相关	
创新	□不相关	□轻度相关	□较相关	□非常相关	
沟通能力	□不相关	□轻度相关	□较相关	□非常相关	
协调能力	□不相关	□轻度相关	□较相关	□非常相关	
合作精神	□不相关	□轻度相关	□较相关	□非常相关	
遵守纪律	□不相关	□轻度相关	□较相关	□非常相关	
文明礼仪	□不相关	□轻度相关	□较相关	□非常相关	
涵养	□不相关	□轻度相关	□较相关	□非常相关	
仪表	□不相关	□轻度相关	□较相关	□非常相关	
言谈举止得体	□不相关	□轻度相关	□较相关	□非常相关	
表达清晰	□不相关	□轻度相关	□较相关	□非常相关	
参加活动	□不相关	□轻度相关	□较相关	□非常相关	
职业理想	□不相关	□轻度相关	□较相关	□非常相关	
进取精神	□不相关	□轻度相关	□较相关	□非常相关	
成就感	□不相关	□轻度相关	□较相关	□非常相关	
社会价值取向	□不相关	□轻度相关	□较相关	□非常相关	
社会学知识	□不相关	□轻度相关	□较相关	□非常相关	
文化艺术欣赏水平和修养	□不相关	□轻度相关	□较相关	□非常相关	

医学生人文素质教育初探

（续表）

项目	选择				备注
科学知识掌握与运用	□不相关	□轻度相关	□较相关	□非常相关	
人际关系	□不相关	□轻度相关	□较相关	□非常相关	
经验	□不相关	□轻度相关	□较相关	□非常相关	
先进事迹	□不相关	□轻度相关	□较相关	□非常相关	
历史知识	□不相关	□轻度相关	□较相关	□非常相关	
文学知识	□不相关	□轻度相关	□较相关	□非常相关	
政治知识	□不相关	□轻度相关	□较相关	□非常相关	
艺术知识	□不相关	□轻度相关	□较相关	□非常相关	
哲学知识	□不相关	□轻度相关	□较相关	□非常相关	
法律知识	□不相关	□轻度相关	□较相关	□非常相关	
社会公德	□不相关	□轻度相关	□较相关	□非常相关	
家庭道德	□不相关	□轻度相关	□较相关	□非常相关	
职业伦理	□不相关	□轻度相关	□较相关	□非常相关	
民族精神	□不相关	□轻度相关	□较相关	□非常相关	
爱国主义精神	□不相关	□轻度相关	□较相关	□非常相关	
民主观念	□不相关	□轻度相关	□较相关	□非常相关	
观察判断	□不相关	□轻度相关	□较相关	□非常相关	
遵守法纪	□不相关	□轻度相关	□较相关	□非常相关	
勤劳敬业	□不相关	□轻度相关	□较相关	□非常相关	
团结协作	□不相关	□轻度相关	□较相关	□非常相关	
信息处理	□不相关	□轻度相关	□较相关	□非常相关	
解决问题	□不相关	□轻度相关	□较相关	□非常相关	
价值观念	□不相关	□轻度相关	□较相关	□非常相关	
独立人格	□不相关	□轻度相关	□较相关	□非常相关	
人文关怀	□不相关	□轻度相关	□较相关	□非常相关	
求知精神	□不相关	□轻度相关	□较相关	□非常相关	
批判精神	□不相关	□轻度相关	□较相关	□非常相关	

（续表）

项目	选择				备注
审美追求	□不相关	□轻度相关	□较相关	□非常相关	
坚定信念	□不相关	□轻度相关	□较相关	□非常相关	
世界观	□不相关	□轻度相关	□较相关	□非常相关	
人生观	□不相关	□轻度相关	□较相关	□非常相关	
医德	□不相关	□轻度相关	□较相关	□非常相关	
心理健康	□不相关	□轻度相关	□较相关	□非常相关	
承受压力	□不相关	□轻度相关	□较相关	□非常相关	
心理调适能力和方法	□不相关	□轻度相关	□较相关	□非常相关	

你认为还包括哪些项目及其相关性如何？

	□不相关	□轻度相关	□较相关	□非常相关
	□不相关	□轻度相关	□较相关	□非常相关
	□不相关	□轻度相关	□较相关	□非常相关
	□不相关	□轻度相关	□较相关	□非常相关

表 3 - 2 - 10　学校人文素质教育项目层级归类问卷

请将如下各项目进行归类（"6"以后可创建新类别）

归类序号	内容
1	学校制度建设
2	人文环境
3	课程设置
4	科研
5	活动
6	
7	
8	
9	
10	

项目	归类序号		归类序号
学校制度	□	特色课程设置	□
校园文化	□	课程体系研究状况	□
网络环境	□	科研项目申报情况	□
师资队伍	□	人文类学术讲座	□
课程体系	□	各级学生组织的人文活动情况	□
培养模式	□	学生选修人文课程情况	□
人文素质教育在学校教学规划中的定位	□	学生人文社科活动获奖情况	□
人文素质教育在学校教学规划中的定位	□	学生的人文精神风貌	□
学校人文素质教育总体规划	□	学校文化氛围和人才培养体系	□
学生培养方案中人文素质教育比重	□	良好校风校貌	□
人文素质教育资金支持	□	社会评价	□
人文素质教育专职教师的专项引进	□	文史哲艺课程设置	□
校领导人文素质教育思想观念	□	人文素质基础课程	□
校领导重视程度	□	人文素质课程选课人数	□
人文素质教育设施齐全	□	特色课程	□
学校人文气息	□	社团文体活动	□
人文素质教育教师配备和师生比	□	学生在市级以上问题社科竞赛中获奖情况	□
人文素质教育教师学历和优秀教师比例	□	心理咨询活动	□
教师的人文素质	□	校园人文气氛	□
人文素质教育科目设置	□	人文素质设施与场所	□
开课情况	□	办学理念	□

表 3 - 2 - 11 学生人文素质项目层级归类问卷

请将如下各项目进行归类（"6"以后可创建新类别）

归类序号	内容
1	道德
2	知识
3	能力
4	方法
5	心理
6	
7	
8	
9	
10	

项目	归类序号		归类序号
社会实践	□	责任感	□
户外拓展训练	□	严谨	□
学术竞赛	□	创新	□
传统文化了解	□	沟通能力	□
读书习惯	□	协调能力	□
胸怀	□	合作精神	□
文化观	□	遵守纪律	□
审美观	□	文明礼仪	□
社会公德	□	涵养	□
仁爱	□	仪表	□
感恩	□	言谈举止得体	□
社会责任感	□	表达清晰	□
人文课程	□	参加活动	□
精神风貌	□	职业理想	□
人文知识	□	进取精神	□

学习能力	☐	成就感	☐
研究能力	☐	社会价值取向	☐
诚信	☐	文史哲知识	☐
严谨	☐	文化艺术欣赏水平和修养	☐
主动学习	☐	科学知识掌握与运用	☐
学习态度	☐	人际关系	☐
专业文化背景	☐	经验	☐
爱心	☐	先进事迹	☐
世界观	☐	心理健康	☐
人生观	☐	承受压力	☐
医德	☐	心理调适能力和方法	☐

开展问卷调查。

确定权重：采用多元回归的方法统计分析问卷，确定权重，建立方程。

形成评价体系。

2. 评价

对以上人文素质组成清单中的各个项目进行评价，要注意该要素的自然属性，是否便于被评价。客观指标可直接进行评价，主观指标需要定量化之后进行评价。

举例：

评价学生的自信心，自信心为主观指标，也是人文素质的要素之一。评价时进行定量化，"0 分"：完全没有自信；"100 分"：对事物充满自信，能够把握、具有能力胜任。进行评价时可采用如下几种方法进行定性数据定量化，见表 3 - 2 - 12 和图 3 - 2 - 4。

表 3 - 2 - 12　自信心评价量化表

要素	说明		自行定义您的得分情况
自信心	0 分为完全没有自信	100 分为充满自信	

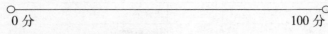

0 分   100 分

请在此线中标出您的得分点。

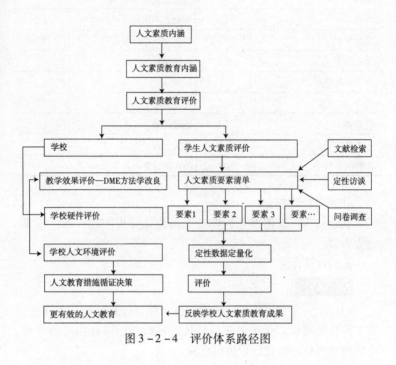

图 3 - 2 - 4　评价体系路径图

第三节　评价方法

根据当前的各种人文素质教育评价内容和指标，可以根据不同的评价目的，采用如下评价方法，各评价方法可根据不同需要综合应用。

一、动态与静态评价

根据评价的目的，在不同时点对评价主体进行评价，可分为动态评价与静态评价。静态评价主要考虑被评价主体的即时状态和结果，例如，在某一时点，中医学生的人文素质综合评价。动态评价侧重被评价主体一个时间段内前后的状态和结果，例如，在某一时间段内，中医学生在接受教育前后人文素质变化的评价。

动态评价有两层含义：一是跨越多个时间点观察评估学生的进步与改变情形，了解学生动态认知历程与认知能力变化的特点和潜能。可应用"评价——素质教育介入——再评价"的程序；二是评价者与被评价者之间产生大量的互动，强调评价与教学结合，实施个体化的诊断评价与教学补救。这一过程是经过充分的沟通与互动，持续评价学生教学反应与学习历程的过程。

动态评价是跨越多个时间点观察评估学生的进步与改变情形，了解学生动态认知历程与认知能力变化的特点和潜能；是评价者与被评价者之间产生大量的互动，强调评价与教学结合，实施个体化的诊断评价与教学补救。这一过程是经过充分的沟通与互动，持续评价学生教学反应与学习历程的过程。

动态评价与静态评价之间具有相关性，某一时间段中，前后两个时点的静态评价结果比较可以反映该时间段内评价主体动态评价结果。应用静态评价和动态评价方法，可根据具体的评价目的考虑，即侧重于某一时点还是某一时段人文素质教育的效果。

二、定性评价与定量评价

目前国外已经发表了大量高质量的医学定性研究文章。但国内医学领域的定性研究并不多见，仅在精神病学和社会学领域内有为数不多的文章发表。目前，我国对于中医药定性研究大多局限于方法学探讨，使用定性研究方法开展中医人文素质教育的研究通过检索 CNKI 数据库尚未获得，而且中医学由于学科特点，本身具有大量的不可量化的人文信息。

定性与定量研究方法相结合的常用模式有三种：①序贯结合（combination in sequence）：先用定量方法找出关键的问题，再用定性方法进行调查；或者是在构建定量方法之前，采用定性方法

233

进行探索性研究以提供参考变量。②平行结合（combination in parallel）：两组方法同时应用，并互为补充。③两种方法在微观的方法层次上进行结合：例如在一个相关的应答者样本中进行焦点组访谈，为一项调查问卷的设计或验证拟订一份草稿。

在强调定量研究作为科学证据的同时，定性方法不能忽略，二者相结合才能提高研究的质量和效果。未来医学研究包括中医人文素质教育研究的方法必然是提倡定性与定量研究相结合。定量研究侧重于比较"率"和终点结局，而定性研究要求研究者聆听人们的看法，走进他们的世界，对交流技巧有着较高的要求。在许多大的研究项目中，研究问题经常会涉及到采用两种方法加以应用。

举例：应用社会学定性研究方法序贯改良病例对照研究方法构建中医人文素质教育研究的新模式：①应用社会学定性研究方法进行访谈，结合文献资料，获得和某种教学成果可能的相关要素；②序贯应用改良后的新方法开展病例对照研究，明确所要研究的要素与该教学成果的相关性；③通过以上研究创建中医人文素质教育研究的新方法学模式。

三、多元评价

在进行评价时，全面评价学生各方面的表现，以突出人文素质教育在学生各方面的效果。例如，通过学生的课堂表现、独立作业、阶段性学习测验，考查学生对大学英语知识技能的掌握情况；通过角色扮演、口头陈述、电子邮件交换、网络探究、英语演讲等活动方式，考查学生表达目标语言的能力和语言交际中的文化意识；通过设计并完成小组课外主题活动作品，考查学生在解决真实问题过程中所体现的合作能力、探究能力和创造能力；通过问卷调查、展示记录个人英语学习历程的电子学档活动，考查学生在整个英语学习过程中所表现出来的认知策略、调控策略、资源策略，学习兴趣、态度情感方面的变化，以及对阶段学习进行自我反思的情况；通过网络自主学习及在线测试记录，考查学生投入英语学习的时间、学习的质量、参与在线讨论的情况和学习的效果等。

在评价过程中，根据不同的评价内容具体选用收集信息的方法。例如在信息收集阶段可采用表格测评法、走访座谈法、抽样调查法、问卷调查法、资料查阅法，以及现场观察、观摩法等。在信息整理阶段主要采用比较参照法、统计综合分析法、反馈调整法等。在结果汇总定性阶段主要采用模糊综合测评法和评分、评语综合法。

从总体来看，要坚持内部评价与外部评价相结合、定性评价与定量评价相结合、经常性评价与定期评价相结合、静态评价与动态评价相结合、客观性评价与激励性评价相结合的原则。

第四节　实例

一、实例1

李瑛，袁伟，陈俊国. 医学生人文素质评价指标体系的建立与实证研究. 中国社会医学杂志2011，28（4）：238-240.

1. 评价指标体系的主要内容

以某医学院校管理干部和医学生为研究对象，采用德尔菲法进行专家意见的集中程度分析及专家可靠性分析，并用问卷调查的方式最终确立了以人文知识、人文方法、人文思想和人文精神为一级指标，10个二级指标、27个三级指标的医学生人文素质评价指标要素。该指标体系内容的确定为进一步对医学生的人文素质评价实证研究打下了坚实的基础。

2. 医学生人文素质评价

（1）指标权重的确定：层次分析法（analytic hierarchy process，AHP）是美国学者萨蒂1973年提出的一种评价方法，它适用于那些难于完全定量进行分析的复杂问题，是将半定性、半定量问题转化为定量计算的行之有效的方法，它可以使人们的思维过程层次化，为分析、决策、预测或控制事物的发展提供定量的依据。

1）层次结构模型建立：分析系统中各因素的相互关联、逻辑归属及重要性级别，进行分层排列，构成一个自上而下的阶梯层次结构。这里的目标层（即分析问题的预定目标）为医学生人文素质发展性评价指标，下含一级指标（4 个）、二级指标（10 个）和三级指标（27 个）。将每个层次的因素与同它有逻辑关系的下层次因素连接起来，就构成层次结构模型表 3 - 2 - 13。

表 3 - 2 - 13　层次结构模型

目标层	一级指标	二级指标	三级指标
医学生人文素质发展性评价指标	人文知识（A）	基础知识（A）	历史知识（A_{11}）
			文学知识（A_{12}）
			政治知识（A_{13}）
			艺术知识（A_{14}）
			哲学知识（A_{15}）
			法律知识（A_{16}）
医学生人文素质发展性评价指标	人文知识（A）	道德意识（A_2）	社会公德（A_{21}）
			家庭道德（A_{22}）
			职业伦理（A_{23}）
	人文思想（B）	民族理念（B_1）	民族精神（B_{11}）
			爱国主义精神（B_{12}）
		思维观念（B_2）	民主观念（B_{21}）
			观察判断（B_{22}）
			创新性思维（B_{23}）
	人文方法（C）	行为规范（C_1）	遵守法纪（C_{11}）
			勤劳敬业（C_{12}）
		交流合作（C_2）	人际交往（C_{21}）
			团结协作（C_{22}）
		执行能力（C_3）	信息处理（C_{31}）
			解决问题（C_{32}）

（续表）

目标层	一级指标	二级指标	三级指标
医学生人文素质发展性评价指标	人文精神（D）	人本理念（D_1）	价值观念（D_{11}）
			独立人格（D_{12}）
			人文关怀（D_{13}）
		科学精神（D_2）	求知精神（D_{21}）
			批判精神（D_{22}）
		精神追求（D_3）	审美追求（D_{31}）
			坚定信念（D_{32}）

2）数据获取：为了获取各级指标的权重，利用 1 至 9 比例标度和两两比较判断构造判断矩阵的方法设计调查问卷，分别针对专家组（7 位）、管理干部组（27 位）和学生组（51 位）进行发放，回收率 100%。

3）层次单权重计算：判断矩阵元素的值反映了人们对因素关于目标相对重要性的认识。为了得到诸因素对于目标的权重系数，即计算上边获得的群组 AHP 权重系数，采用文献提出的几何平均法构造群决策判断矩阵，并且结合文献的方法对各判断矩阵的一致性进行检验和调整，再计算判断矩阵的最大特征值 λ_{max} 及其对应的特征向量 W，最后把 W 标准化即可得诸因素对于目标的权重系数。例如计算专家组关于 4 个一级指标的群决策判断矩阵及其 4 个指标的权重（表 3 - 2 - 14）。

表 3 - 2 - 14　专家组的一级指标群决策判断矩阵及其指标权重结果

一级指标	A 人文知识	B 人文思想	C 人文方法	D 人文精神	权重	CI	CR	λ_{max}
A 人文知识	1	0.274 9	2.279 5	0.180 4	0.090 7			
B 人文思想	3.637 1	1	7.977 4	0.299 1	0.275 3	0.038 1	0.042 3	4.114 2
C 人文方法	0.438 7	0.125 4	1	0.106 2	0.044 0			
D 人文精神	5.544 4	3.343 7	9.420 3	1	0.590 1			

4）层次总权重计算：层次分析法的最终目标是求得底层各因素关于目标层的排序权重，即计算各层元素对系统目标的合成权重，这一过程是从最高层次到最低层次逐层进行的。若上一层次 A 包含 m 个因素 A1，A2……Am，其层次总排序的权值分别为 a1，a2……am，下一层次 B 包含 n 个因素 B1，B2……Bn，它们对于因素 Aj 的层次单权重系数分别为 b1j，b2j……bnj，当 Bk 与 Aj 无联系时，取 bkj = 0，此时 B 层次总权重系数由 $\Sigma ajbij$ 即可算出。

利用所求得的各层次单权重系数结果，由上面层次合成权重系数的计算方法，即可求出医学生人文素质发展性评价指标中的三级指标对目标层的总权重系数结果（表 3－2－15）。比较专家组、管理干部组和学生组的三级指标各因素总权重系数值，发现 3 组的各权重系数具有较好的一致性，但在个别因素中学生组的值偏大。

5）专家、管理干部和学生的权重及最终总权重系数计算：前面针对专家组、管理干部组和学生组分别得到了医学生人文素质发展性评价指标体系总权重系数，为了得到综合 3 个人群的最终总权重系数，又对这 3 个人群构造两两比较矩阵，按照上述方法得到 3 个人群的权重系数为 W = 0.5906，0.3278，0.0816。利用该权重系数对表 3 所得的专家组、管理干部组和学生组对医学生人文素质发展性评价指标体系总权重系数进行加权求和，即可得综合 3 个人群的医学生人文素质发展性评价指标体系最终总权重系数（表 3－2－15）。

表 3－2－15　医学生人文素质发展性评价指标体系总权重系数结果

三级指标	三级指标的各类人群总权重系数			三级指标的总权重系数
	专家组	管理干部组	学生组	
历史知识（A_{11}）	$8.735\,5 \times 10^{-4}$	$5.917\,2 \times 10^{-5}$	$4.270\,1 \times 10^{-7}$	$5.353\,5 \times 10^{-4}$
文学知识（A_{12}）	$6.558\,7 \times 10^{-4}$	$2.372\,5 \times 10^{-5}$	$6.871\,5 \times 10^{-8}$	$3.951\,4 \times 10^{-4}$
政治知识（A_{13}）	$7.091\,6 \times 10^{-4}$	$6.169\,2 \times 10^{-5}$	$4.644\,0 \times 10^{-8}$	$4.390\,6 \times 10^{-4}$
艺术知识（A_{14}）	$3.616\,7 \times 10^{-4}$	$1.280\,3 \times 10^{-6}$	$4.590\,0 \times 10^{-9}$	$2.140\,2 \times 10^{-4}$

（续表）

三级指标	三级指标的各类人群总权重系数			三级指标的总权重系数
	专家组	管理干部组	学生组	
哲学知识（A_{15}）	1.8860×10^{-3}	6.4173×10^{-5}	1.9035×10^{-8}	1.1349×10^{-3}
法律知识（A_{16}）	1.1819×10^{-3}	1.9000×10^{-4}	7.8422×10^{-7}	7.6040×10^{-4}
社会公德（A_{21}）	3.5467×10^{-2}	6.4741×10^{-2}	2.2249×10^{-4}	4.2187×10^{-2}
家庭道德（A_{22}）	3.0271×10^{-2}	8.5827×10^{-2}	1.8785×10^{-5}	4.6014×10^{-2}
职业伦理（A_{23}）	1.9294×10^{-2}	1.5715×10^{-2}	5.7371×10^{-5}	1.6551×10^{-2}
民族精神（B_{11}）	6.1317×10^{-2}	4.5898×10^{-2}	6.8071×10^{-5}	5.1265×10^{-2}
爱国主义精神（B_{12}）	1.3712×10^{-1}	1.0885×10^{-1}	1.3279×10^{-2}	1.1775×10^{-2}
民主观念（B_{21}）	1.5388×10^{-2}	4.7890×10^{-4}	3.2971×10^{-5}	9.2479×10^{-5}
观察判断（B_{22}）	7.1560×10^{-3}	1.2748×10^{-4}	6.3468×10^{-3}	4.7860×10^{-3}
创新性思维（B_{23}）	5.4320×10^{-2}	3.3843×10^{-2}	1.5847×10^{-1}	5.6106×10^{-2}
遵守法纪（C_{11}）	9.4723×10^{-3}	1.1858×10^{-3}	6.7548×10^{-4}	6.0382×10^{-3}
勤劳敬业（C_{12}）	2.3202×10^{-2}	4.8819×10^{-6}	6.7616×10^{-7}	1.3705×10^{-2}
人际交往（C_{21}）	8.1337×10^{-3}	1.1680×10^{-3}	1.1558×10^{-5}	5.1875×10^{-3}
团结协作（C_{22}）	3.0112×10^{-4}	9.2695×10^{-3}	2.0227×10^{-7}	3.2164×10^{-3}
信息处理（C_{31}）	5.3624×10^{-4}	6.0861×10^{-5}	2.2640×10^{-6}	3.3684×10^{-4}
解决问题（C_{32}）	2.3546×10^{-3}	5.0109×10^{-4}	1.0982×10^{-4}	3.0421×10^{-3}
价值观念（D_{11}）	1.1395×10^{-1}	4.9526×10^{-2}	3.5904×10^{-2}	8.6461×10^{-2}
独立人格（D_{12}）	7.3169×10^{-2}	4.4865×10^{-2}	2.8977×10^{-1}	8.1565×10^{-2}
人文关怀（D_{13}）	6.3181×10^{-2}	8.0632×10^{-3}	2.7877×10^{-1}	6.2705×10^{-2}
求知精神（D_{21}）	6.9706×10^{-2}	1.4467×10^{-1}	4.1076×10^{-2}	9.1943×10^{-2}
批判精神（D_{22}）	2.0912×10^{-1}	5.2160×10^{-3}	4.1117×10^{-5}	1.2522×10^{-1}
审美追求（D_{31}）	7.9062×10^{-3}	2.3254×10^{-3}	7.0055×10^{-5}	5.4374×10^{-3}
坚定信念（D_{32}）	5.3051×10^{-2}	3.7273×10^{-1}	1.7444×10^{-1}	1.6775×10^{-1}

二、实例 2

序贯应用改良后的新方法开展病例对照研究，明确如上要素与北京中医药大学优秀学生的相关性。

研究目的：

通过病例对照研究开展从文献和定性访谈中获得的各相关要素与成为优秀学生的相关性研究，获得 OR 值，并推断各要素与优秀学生形成的相关性。并获得"北京中医药大学优秀学生形成要素"。

研究对象：

研究对象来源：北京中医药大学学生。

优秀学生来源：北京中医药大学优秀毕业生，综合量化排名前 5 名（班级人数 30 人左右）或前 10 名（班级人数 60 人左右）的学生，各项奖学金的获得者，各学生社团、学生会组织等的负责人。

对照组学生来源：以年级、专业、学历为配对因素，对如上学生进行对照。

试验设计：

（1）样本量：根据公式，预设 OR 值为 3.0，P0 为 60%，设 $\alpha = 0.05$，$\beta = 0.10$，估计样本量，$N = 89.4$ 例 ≈ 90 例，每组取 90 例。

（2）暴露因素：定性研究和文献研究所获得的研究结果。

（3）成组病例对照研究结果分析的四格表如表 3 – 2 – 16。

表 3 – 2 – 16　成组病例对照研究结果分析四格表

暴露因素	优秀学生组	对照组	合计
有暴露（例如熟读经典）	a	b	a + b
无暴露	c	d	c + d
合计	a + c	b + d	N

优势比：OR = ad/bc

通过 OR 值推断如上因素与优秀学生形成的效应强度。

人文素质教育效果难以进行评价，这是教育界普遍认可的问题，其中涉及评价对象的复杂性、特异性，评价指标的多样性，评价方法的不确定性等多种因素。作为医学院校的教育工作者，笔者仅从本专业的视角提供了这样一个评价方法，局限性在所难免，意在抛砖引玉，期冀启发学界引入更多、更好的评价方法，以飨同业。

附录　历代中医名家人文思想语录

一、先秦两汉时期

·扁鹊

"骄恣不论于理，一不治也；轻身重财，二不治也；衣食不能适，三不治也；阴阳并，脏气不定，四不治也；形羸不能服药，五不治也；信巫不信医，六不治也。"

·《黄帝内经》

"天覆地载，万物悉备，莫贵于人。"

"非其人勿教，非其真勿授。"

"黄帝曰：顺之奈何？岐伯曰：入国问俗，入家问讳，上堂问礼，临病人问所便。"

·张仲景《伤寒杂病论》

"自非才高识妙，岂能探其理致。"

"勤求古训，博采众方。"

"上以疗君亲之疾，下以救贫贱之厄，中以保身长全，以养其生。"

"但竞逐荣势，企踵权豪，孜孜汲汲，惟名利是务，崇饰其末，忽弃其本，华其外而悴其内，皮之不存，毛将安附焉？"

"观今之医，不念思求经旨，以演其所知，各承家技，终始顺旧。"

"省疾问病，务在口给。相对斯须，便处汤药，按寸不及尺，握手不及足，人迎趺阳，三部不参，动数发息，不满五十，短期未知决诊，九候曾无仿佛，明堂阙庭，尽不见察，所谓窥管而已。夫欲视死别生，实为难矣。"

·《左传·昭公元年》

"上医医国，中医医人，下医医病。"

二、魏晋－隋唐时期

·巢元方《诸病源候论》

"然死生大事也，如知可生，而不救之，非仁者也。唯仁者心不已，必冒犯怒而治之。"

·葛洪《神仙传》

"悬壶济世。"

"桔井情深。"

"杏林春暖。"

·孙思邈《备急千金要方》

"大医精诚。"

"世无良医，枉死者半，此言非虚。"

"人命至重，有贵千金。"

"世有愚者，读方三年，便谓天下无病可治；及治病三年，乃知天下无方可用。故学者必须博极医源，精勤不倦，不得道听途说，而言医道已了，深自误哉。"

"凡大医治病，必当安神定志，无欲无求，先发大慈恻隐之心，誓愿普救含灵之苦。"

"勿避险巇、昼夜寒暑、饥渴疲劳，一心赴救，无作功夫形迹之心。如此可为苍生大医，反此则是含灵巨贼。"

"其有患疮痍下痢，臭秽不可瞻视，人所恶见者，但发惭愧、凄怜、忧恤之意，不得起一念蒂芥之心。是吾之志也。"

"夫为医之法，不得多语调笑，谈谑喧哗，道说是非，议论人物，炫耀声名，訾毁诸医。自矜己德。偶然治瘥一病，则昂头戴面，而有自许之貌，谓天下无双，此医人之膏肓也。"

"医人不得恃己所长，专心经略财物。"

"不得以彼富贵，处以珍贵之药，令彼难求，自炫功能，谅非忠恕之道。"

"夫杀生求生，去生更远。"

"以为人命至重，有贵千金，一方济之，德逾于此，故以为名也。"

"夫大医之体，欲得澄神内视，望之俨然，宽裕汪汪，不皎不昧。"

"省病诊疾，至意深心，详察形候，纤毫勿失，处判针药，无得参差。虽曰病宜速救，要须临事不惑，唯当审谛覃思，不得于性命之上，率尔自逞俊快，邀射名誉，甚不仁矣。"

"又到病家，纵绮罗满目，勿左右顾眄，丝竹凑耳，无得似有所娱，珍馐迭荐，食如无味，醽醁兼陈，看有若无。所以尔者，夫一人向隅，满堂不乐，而况病人苦楚，不离斯须，而医者安然欢娱，傲然自得，兹乃人神之所共耻，至人之所不为。"

"凡欲为大臣，必须谙《素问》《甲乙》《黄帝针经》明堂流注、十二经脉、三部九候、五脏六腑、表里孔穴、本草药对、张仲景、王叔和、阮河南、范东阳、张苗、靳邵等诸部经方，又须妙解阴阳禄命，诸家相法，及灼龟五兆、《周易》六壬，并须精熟，如此乃得为大医。"

"若不读五经，不知有仁义之道。不读三史，不知有古今之事。不读诸子，睹事则不能默而识之。不读《内经》，则不知有慈悲喜舍之德。不读《庄》《老》，不能任真体运，则吉凶拘忌，触涂而生。至于五行休王，七耀天文，并须探赜。若能具而学之，则于医道无所滞碍，尽善尽美矣。"

·王焘《外台秘要》

"良药善言，触目可致，不可使人必服。法为信者施，不为疑者说。"

"痛莫大于不闻过，辱莫大于不知耻。"

·吴孔嘉《外台秘要》序

"天下事，久坏于庸人，而庸医均之。所谓庸者，皆不学无术之人也。其遇事也，初不晰其受病之源，并不审其对治之方，而或以姑息养痈，或以卤莽尝试……所谓庸臣误国与庸医误人，其情同，其罪均，而其原皆本于不学。"

· 《玉妥·云登贡布传》

"不论男女、美丑、不贪女色、不谋取私利，要舍弃自私和贪婪、狡诈。"

"正在接受医药训练的人，对自己的老师应当给予极大的关心，把他当成一个神来看待，与同学必须保持良好的关系，互相友爱、互相尊重、互相关心。"

"把六方俗世的众生，视为自己的父母，爱护他人胜于爱护自己，不论是敌人还是朋友，不加敌视。"

"医生只有在诊断有绝对把握的情况下，才能向病人透露疾病情况，应该告诉病人他是否能康复之。"

"当还不甚了解病情时，就想试着掌握病人的生命而去进行操作，是可鄙的。"

三、宋金元时期

· 黄庭坚《庞先生伤寒论序》

"然人疾诣门，不问贫富，为便房曲斋，调护寒暑所宜，珍膳美蔬，时节其饥饱之度，爱老而慈幼，不以人之疾尝试其方，如疾痛在己也。盖其轻财如粪土，耐事如慈母而有常。"

· 寇宗奭《重刊本草衍义》

"医者不可不慈仁，不慈仁则招非。病者不可猜鄙，猜鄙则招祸。"

"为医者，须略通古今，粗守仁义，绝驰惊能所之心，专博施救拔之意。如此则心识自明，神物来相，又何必戚戚沽名，龊龊求利也。"

"用药如用刑，刑不可误，误即于人命。用药亦然，一误即便隔生死。然刑有鞠司，鞠成然后议定，议定然后书罪，盖人命一死，不可复生，故须如此详谨。"

"今医，人才到病家，便以所见用药，若高医识病知脉，药又相当，如此，即应手作效。或庸下之流，孟浪乱投汤剂，逡巡便致困危。如此杀人，何太容易。"

·林逋《省心录》

"无恒德者，不可以作医，"

·刘昉《幼幼新书·自序》

"业医者，活人之心不可无，而自私之心不可有。未医彼病，先医我心。"

·刘跂《钱仲阳传》

"乙非独其医可称也。其笃行似儒，其奇节似侠，术盛行而身隐约，又类夫有道者。"

·刘完素《素问病机气宜保命集》

"夫医道者，以济世为良，以愈疾为善。盖济世者，凭乎术，愈疾者，仗乎法，故法之与术，悉出《内经》之玄机，此经固不可力而求，智而得也。"

"革庸医之鄙陋，正俗论之舛讹，宣扬古圣之法则，普救后人之性命。"

"欲为医者，上知天文，下知地理，中知人事，三者俱明，然后可以语人之疾病。不然，则如无目夜游，无足登涉，动致颠殒，而欲愈疾者，未之有也。故治病者，必明天地之理道，阴阳更胜之先后，人之寿夭生化之期，乃可以知人之形气矣。"

·刘完素《河间六书》

"医道以济世为良，而愈病为善。"

·史堪《史载之方》

"浅深轻重之间，医者之精粗，病者之性命，差之毫厘，失之千里。得失之间，死生性命之所系，医之道不得不为之难也。"

"天地无全功，圣人无全能，虽黄帝、岐伯之论，尚有不治之病，则今有非常之候，不得其详，未明其实，阙而勿治，医者不为之辱也。"

·孙准《小儿斑疹备急方论》序

"凡人之疾苦，如己有之，其往来病者之家，虽祁寒大暑，未尝少惮；至于贫者，或昏夜自惠薪粲，以周其乏者多矣。"

·汪元量《药市》

"天下苍生正狼狈，愿分良剂救膏肓。"

·王珪《泰定养生主论》

"况医者之学，艺兼九流，其学岂有穷极哉！"

"医者人之司命，任大责重之职也。"

·王好古《此事难知·序》

"盖医之为道，所以续斯人之命，而与天地生生之德不可一朝泯也。"

·王怀隐《太平圣惠方》

"必须傍探典籍，邈审妍媸，服勤以求，探赜无厌。勿恣道听，自恃己长，炫耀声称，泛滥名誉。心中未了，指下难明。欲别死生，深为造次。"

"夫如是则须洞明物理，晓达人情，悟造化之变通，定吉凶之机要。视表知里，诊候处方，常怀拯物之心，并救含灵之苦。苟用药有准，则厥疾必瘳。若能留心于斯，具而学之，则为医之道，尽善尽美，触事皆通矣。"

·危亦林《世医得效方》

"夫病者悬命医师，方必对脉，药必疗病，譬之抽关启钥，应手而决，斯善之有善矣。"

·《小儿卫生总微论方》

"凡为医之道，必先正己，然后正物。正己者，谓能明理以尽术也；正物者，谓能用药以对病也。如此，然后则事必济而功必著矣。若不能正己，则岂能正物，则岂能愈疾！"

"凡为医者，性存温雅，志必谦恭，动须礼节，举止和柔，无自妄尊，不可矫饰。"

"广收方论，博通义理，明运气，晓阴阳，善诊切，精察视，辨真伪，分寒热，审标本，识轻重。"

"疾小不可言大，事易不可云难，贫富用心皆一，贵贱使药无别。苟能如此，于道几希；反是者，为生灵之巨寇。"

"凡为医者，遇有请召，不择高下，远近必赴。如到其家，须先问曾请未曾请师，即问曾进是何汤药，已未经下，乃可得知虚实也。如已曾经下，即虚矣。更可消息参详，则无误矣。"

·曾世荣《活幼心书》

"为医先要去贪嗔，用药但凭真实心，富不过求贫不倦，神明所在俨如临。"

"医门一业，慈爱为先，尝存救治之心，方集古贤之行。近世医者，诊察诸疾，未言理疗，訾毁前医，不量病有浅深，效有迟速，亦有阴虚阳实，乘合转移，初无定论，惟务妒贤嫉能，利已害人，惊谴痘家，意图厚赂，尤见不仁之心甚矣。"

"凡有请召，不以昼夜寒暑远近亲疏，富贵贫贱，闻命即赴。视彼之疾，举切吾身，药必用真，财无过望，推诚拯救，勿惮其劳，冥冥之中，自有神佑。"

"医戒毁同道，大抵行医片言处，深思浅发要安详。更兼忠厚斯为美，切戒逢人恃己长。

·曾世荣《活幼口议》

"大凡人事，处性愚鲁，用心狠戾者，不可以学医。师不择善，祸难逃迹。其或秉志怯心，为性懦弱者，亦不可以言药。"

"学者请预究其纯粹，施其精研，克效斯时，以副规矩，不可得而述者，医之良工也。"

"信夫执术为医，荷术至重，其或轻举，有乎得失，稍失其理，如盲索途，事致疏虞，呜呼！断不复续，死不复生，哀哀之诚，谁与罹叹？"

"须知医家者，流遵九道，聊伸鉴诚，犯者责己为幸，志在前贤圣哲，无时不习者，方可谓良医，受道之职也。果能守之以道，分之以安，天地副焉，神明钦焉。"

"医之务业，其道有四，不可遗其一焉。行之恻悯，施之济惠，行之周至，受之平等。恻悯者，每务仁慈；济惠者，常加爱护；周至者，运用无亏；平等者，勿论高下。如此推诚，稍入医学之道。"

"若也纵恣身心，嬉游妄作，以其访问，临时检束，以齐规矩，斯乃自败之端，殃积于后。"

·张杲《医说》

"凡为医者，须略通古今，粗守仁义。绝驰骛利名之心，专博施救援之志。如此则心识自明，神物来相，又何戚戚沽名，龊龊求利也。"

"医勿以色欲为贪。"

四、明清时期

·陈实功《医家五戒十要》

"一戒：凡病家大小贫富人等，请观者便可往之，勿得迟延厌弃，欲往机时不往，不为平易。药金毋论轻重有无，当尽量一例施与，自然阴骘日增，无伤方寸。"

"二戒：凡视妇人及孀尼僧人等，必候侍者在旁，然后入房诊视，倘旁无伴，不可自看。假有不便之患，更宜真诚窥睹，虽对内人不可读，此因闺阃故也。"

"三戒：不得出脱病家珠珀珍贵等送病家合药，以虚存假换，如果该用，令彼自制人之。倘服不效，自无疑谤，亦不得称赞彼家特色之好，凡此等非君子也。"

"四戒：凡救世者，不可行乐登山，携酒游玩，又不可非时离去家中。凡有抱病至者，必当亲视用意发药，又要依经写出药帖，必不可杜撰药方，受人驳问。"

"五戒：凡娼妓及私伙家请看，亦当正己视如良家子女，不可他意见戏，以取不正，视毕便回。贫窭者药金可璧，看回只可与药，不可再去，以希邪淫之报。"

"一要：先知儒理，然后方知医理，或内或外，勤读先古明医确论之书，须旦夕手不释卷，一一参明融化机变，印之在心，慧之于目，凡临证时自无差谬矣。"

"二要：选买药品，必遵雷公炮炙，药有依方修合者，又有因病随时加减者，汤散宜近备，丸丹须预制，常药愈久愈灵，钱药越陈越异，药不吝珍，终久必济。"

"三要：凡乡进同道之士，不可生轻侮傲慢之心，切要谦和谨慎，年尊者恭敬之，有学者帅事之，骄傲者逊让之，不及者荐拔之，如此自无谤怨，信和为贵也。"

"四要：治家与治病同，人之不惜元气，斫丧太过，百病生 **249**

焉，轻则支离身体，重则丧命。治家若固根本而奢华，费用太过，轻则无积，重则贫窭。"

"五要：人之受命于天，不可负天之命。凡欲进取，当知彼心顺否，体认天道顺逆，凡顺取，人缘相庆，逆取，子孙不吉。为人何不轻利远害，以防还报之业也？"

"六要：里中亲友情，除婚丧疾病庆贺外，其余家务，至于馈送往来之礼，不可求奇好胜。凡飧只可一鱼一菜，一则省费，二则惜禄，谓广求不如俭用。"

"七要：贫困之家及游食僧道衙门差役人等，凡来看病，不可要他药钱，只当奉药。再遇贫难者，当量力微赠，方为仁术。不然有药而无伙食者，命亦难保也。"

"八要：凡有所畜，随其大小，便当置买产业以为根本，不可收买玩器及不紧物件，浪费钱财。又不可做银会酒会，有妨生意，必当一例禁之，自绝谤怨。"

"九要：凡室中所用各样物具，俱要精备齐整，不得临时缺少。又古今前贤书籍，及近时明公新刊医理词说，必寻参看以资学问，此诚为医家之本务也。"

"十要：凡奉官衙所请，必要速去，无得怠缓，要诚意恭敬，告明病源，开具方药。病愈之后，不得图求扁礼，亦不得言说民情，至生罪戾。闲不近公，自当守法。"

·程国彭《医学心悟》

"殊觉此道精微。思贵专一，不容浅尝者问津；学贵沉潜，不容浮躁者涉猎。""其操术不可不工，其处心不可不慈，其读书明理，不至于豁然大悟不止。"

"博览群言，沉思力索，以造诣于精微之域，则心如明镜，笔发春花，于以拯救苍生，而药无虚发，方必有功。仰体天帝好生之心，修证菩提普救之念，俾闾阎昌炽，比户安和，永杜夭札之伤，咸登仁寿之域。岂非业医者所深快乎！"

·程杏轩《医学溯源》

"医家有割股之心，安得有轻忽人命者哉。"

·费伯雄《医方论》

"欲救人而学医则可，欲谋利而学医则不可。我若有疾，望医之救我者何如？我之父母妻子有疾，望医之相救者何如？易地以观，则利心自澹矣！利心澹则良心现，良心现斯畏心生。"

·冯兆张《冯氏锦囊秘录》

"凡病家请看，当以病势缓急，为赴诊之先后。病势急者，先赴诊之，病势缓者，后赴诊之。勿以富贵贫贱，而诊视便有先后之分。用药复存上下之别，此心一有不诚，难图感格之功效。"

"凡诊视妇女，及孀妇、尼姑，必俟侍者在旁，然后入房观看，既可杜绝自己邪念，复可明白外人嫌疑，习久成自然，品行永勿坏矣。即至诊视娼妓人家，必要存心端正，视如良家子女，不可一毫邪心儿戏，以取不正之名，久获邪淫之报。"

"凡诊视贫窘之家，及孤寡茕独，尤宜格外加意。盖富贵者，不愁无人调治，贫贱者，无力延请名师，何妨我施一刻之诚心，他便得一生之命活。至于孝嗣贤妇，因贫致病者，付药之外，量力周给，盖有药而无饮食，同归于死，务必生全，方为仁术。"

"凡医者，当时以利物为念，不可任意行乐登山，携酒游玩。片时离寓。倘有暴病求援，宁无负彼倒悬思救之思，误人性命垂危之惨，要知所司何事。谚云：闲戏无益，惟勤有功。"

"凡当道宫府延请，尤宜速去诊视。盖富贵者，性急而躁，何苦延缓片时，受彼怨尤轻薄。至于病愈之后，切勿图求匾礼，盖受人赐者常畏人，况富贵之人，喜怒不常，求荣常多受辱。至于说人情，图厚利，尤多变生罪戾，牵涉荡费已财。故清高之术，尤必要立清高之品也。"

·傅青主《霜红龛集》

"生理何颜面，柴胡骨相寒。为人储得药，如我病差安。裹叠行云过，浮沉走水看。下帘还自笑，诗兴未须阑。"

·龚廷贤《万病回春》

"夫医为仁道，况授受相传，原系一体同道，虽有毫末之差，彼此亦当护庇，慎勿訾毁。斯不失忠厚之心也。吾道中有等无形之徒，专一夸己之长，形人之短，每至病家，不问疾疴，惟毁前 **251**

医之过，以骇患者。"

"医道，古称仙道也，原为活人。今世之医，多不知此义，每于富者用心，贫者忽略，此非医者之恒情，殆非仁术也。以余论之，医乃生死所寄，责任非轻，岂可因其贫富而我为厚薄哉？"

"一存仁心，乃是良箴，博施济众，惠泽斯深。二通儒道，儒医世宝，道理贵明，群书当考。三精脉理，宜分表里，指下既明，沉疴可起。四识病原，生死敢言，医家至此，始至专门。五知气运，以明岁序，补泻温凉，按时处治。六明经络，认病不错，脏腑洞然，今之扁鹊。七识药性，立方应病，不辨温凉，恐伤性命。八会炮制，火候详细，太过不及，安危所系。九莫嫉妒，因人好恶，天理昭然，速当悔晤。十勿重利，当存仁义，贫富虽殊，药施无二。"

　　·龚廷贤《鲁府禁方·卷四·医有百药》

"古之圣人，其为善也，无小而不崇；其于恶者，无微而不改。"

　　·龚信《古今医鉴》

"今之明医，心存仁义；博览群书，精通道艺。洞晓阴阳，明知运气；药辨温凉，脉分表里。治用补泻，病审虚实；因病制方，对症投剂。妙法在心，活变不滞；不炫虚名，惟期博济。不计其功，不谋其利；不论贫富，药施一例。起死回生，恩同天地；如此明医，芳垂万世。"

"今之庸医，炫奇立异，不学经书，不通字义。妄自矜夸，以欺当世；争趋人门，不速自至。时献苞苴，问病为意；自逞明能，百般贡谀。病家不审，模糊处治；不察病原，不分虚实。不畏生死，孟浪一试；忽然病变，急自散去。误人性命，希图微利；如此庸医，可耻可忌。"

"至重惟人命，最难却是医。病源须洞察，药饵要详施。当奏万全效，莫趁十年时。死生关系大，惟有上天知。叮咛同志者，济世务如斯。"

　　·顾世澄《疡医大全》

"医士贫富一体，细心审察定方，疗一轻疾，不取酬。一功。

疗一关系性命重疾，虽取酬。准十功。不取酬者。准百功。若待极贫人，并能施药不吝，照钱数记功。虽一剂药不满十文，亦准一功。"

"不因钱少银低迟滞。不因饮酒宴乐推辞。不因严寒暑雨，惮于远赴。"

"诊脉不轻率。用药极慎重。不因错认病证，曲自回护。认病不真实，必令邀医会议。细心询问病由。不可以病试药。不用霸道药，求其速效。不用相反药，迟其痊愈。疾本易治，故意延之，以图厚谢，不因重病险疮，背勒厚谢。"

"不与同道水火，误及病人。不妄惊病家。不哄用假药。不轻忽贫贱病人。肯捐药救治贫病。不定乘车轿费人财物。"

　　·怀抱奇《古今医彻》

"医本仁术也。见人疾苦，则起悲悯，伊之属望既殷，非我救之而谁哉。"

"夫医必爱自重，而后可临大病而足托。"

"医之为道，无论富贵贫贱，闺阃有疾，必藉手焉。"

"医之临病，胜于临敌。运筹帷幄之中，决胜千里之外，良将是也。存乎呼吸之间，而远退二竖之舍，良医是也。"

　　·江涵暾《笔花医镜》

"人之性命在我掌握中，专心揣求尚虞有失，此事岂同儿戏乎。"

　　·柯琴《伤寒来苏集》

"世徒知通三才者为儒，而不知不通三才之理者，更不可言医。"

　　·寇平《全幼心鉴》

"为医者当自存好心，彼之病犹己之病，药契天不敢以一毫客气，勿问贫富贵贱，则与善药，专以救人为念，以慕尊生乐道之意，造物者自祐之以福。"

"今有一等医士，用心不臧，乘人之急，才见一病，视为奇货，不用的剂，惟恐效速，是祸不极而功不大。或以一二药为秘传，不肯示人。或已知前人已用之药，妄如一二味，改易其名便 **253**

为秘方，以惑众听。又有一等，平昔初无寸长，全恃吻口，强谈谎说，及至治病，莫能措手。病家未免他身，同道至门，便为仇雠，枉用小人之心而终不曾见本事。此皆含灵之巨贼。又有一等，惟务奔驰，争趋人门，不请自至，时献苞苴，以问病为由，自逞明能，谩谈毕说，出示一人，且云是某处收效，某处曾用此等，无非贡谀病家无主，易于摇惑，则便修合，忽然病变，急自散去，病家虽悔何及。"

"医要十全，一要识字，二晓阴阳，三通运气，四辨浮沉，五知反恶，六会针灸，七尝药性，八观虚实，九要礼貌，十要人和，此乃十全也。"

"何为三德？一德者深明仁义，博览经书，通三教之幽微，知性命之理趣，

仁在昆虫之外，智超众人之前，此为一德也。二德者情性敦厚，道艺深沉，正值处德，心善无毒，艳色红妆，见如不睹，笙箫嘹亮，听若不闻，锦绣罗绮，观如流水，满堂金玉，视若浮云，千锺之禄不可费其志，万锺之贵不可损其心，不可为其财而损其德，不可为其利而损其仁，此乃二德也。三德者痴聋喑哑不可以欺瞒，英雄豪杰不可以趋奉，富贵之家不可以犀象脑子以为圆，贫贱之家不可以麻渣曲末以为散。高低无二药，贫贱一般医。上不欺乎天，下不欺乎地，中不欺乎人，依方修合，积德救人。"

· 雷丰《时病论》

"医以苏人之困，拯人之危，性命为重，功利为轻，而可稍存嫉妒哉！"

"吾愿医者，必须志在轩岐，心存仲景，究四诊而治病，毫不自欺，方不愧为医者也。"

· 黎澄《南翁梦录》

"医当有善艺又有仁心。"

· 李梴《医学入门》

"医司人命，非质实而无伪，性静而有恒，真知阴功之趣者，未可轻易以习医。志既立矣，却可商量用工。"

"如诊妇女，须托其至亲，先问症色与舌及所饮食，然后随其所便，或症重而就床隔帐诊之，或症轻而就门隔帷诊之，亦必以薄纱罩手。贫家不便，医者自袖薄纱。寡妇室女，愈加敬谨，此非小节。"

"治病既愈，亦医家分内事也。纵守清素，藉此治生，亦不可过取重索，但当听其所酬。如病家赤贫，一毫不取，尤见其仁且廉也。盖人不能报，天必报之，如是而立心，而术有不明不行者哉！"

"读《入门》书，而不从头至尾灵精熟得一方一论，而便谓能医者，欺也；熟读而不思悟融会贯通者，欺也；悟后而不早起静坐调息，以为诊视之地者，欺也；诊脉而不以实告者，欺也；论方用药，潦草而不精详者，欺也！病愈后而希望贪求，不脱市井风味者，欺也！盖不患医之无利，特患医之不明耳。屡用屡验，而心有所得，不纂集以补报天地，公于人人者，亦欺也。欺则良知日以蔽塞，而医道终失；不欺则良知日益发挥，而医道愈昌。"

·李时珍《本草纲目》

"医之为道，若子用之以卫生，而推之以济世，故称仁术。"

·李中梓《医宗必读》

"行欲方而智欲圆，心欲小而胆欲大。噫乎！医之神良，尽于此矣。"

"宅心醇谨，举动安和，言无轻吐，目无乱观，忌心勿起，贪念罔生，毋忽贫贱，毋惮疲劳，检医典而精求，对疾苦而悲悯，如是者谓之行方。"

"望、闻、问、切宜详，补、泻、寒、温须辨，当思人命至重，冥报难逃，一旦差讹，永劫莫忏，乌容不慎，如是者谓之心小。"

"禀赋有厚薄，年岁有老少，身形有肥瘦，性情有缓急，境地有贵贱，风气有柔强，天时有寒热，昼夜有重轻，气色有吉凶，声音有高下，受病有久新，运气有太过不及，知常知变，能神能明，如是者谓之智圆。"

255

· 刘纯《杂病治例》

"早起晏眠，不可片时离店中。凡有抱病者至，必亲自诊视，用心发药，莫仍前，只靠郎中，惟务安闲。盖一日之计在于寅，一生之计在于勤。"

"照彼中乡原立价．一则有益于己，二则同道不怪。仍可饶药，不可减价。谚云：不怕你卖．只怕你坏。"

"行医及开首发药，当依经方写出药贴．不可杜撰药名，胡写秘方，受人驳问。"

"同道中切宜谦和．不可傲慢于人。年尊者恭敬之。有学者师事之。倘有医头，但当义让，不可攘夺，致招怨谤。经云：礼之用，和为贵。"

"郎中磨作，量其所入，可用几人。莫言人多好看，工价虽廉，食用甚贵。"

"不可轻信人言，求为学官。加尔只身年幼，难以支持，恐因虚名，而妨实利也。"

"开筵会客，命妓作乐，非不美也。当有故而为之，量力而行之。若不守本业，惟务宴逸，其窘可待矣。及有行院干谒，送至茶笔扇帕之类，初焉便不可接，当赠汤药一二贴，连物回还，自然绝其后患，若图风流之报。故《太上经》曰：乐与饵，过客止。宜细末之。"

"药术全据利泽心，活人阴在居仁。若无道谊精诚者，必有神明暗伺人。济物共登同寿域，修真半养自家身。杏林橘井俱陈迹，尚赖余芳种德新。"

"但以活人之心为心，本于因民之所利而利之，一则生意自有，二则祸患自无也。"

· 刘仕廉《医学集成》

"医之为道，非精不能明其理，非博不能致其得。"

· 陆九芝《世补斋医录》

"医是讲学不是市道，故商贾贸迁之术无一书之传，而医家言则汗牛充栋。"

256

·毛世洪《医学三信编》

"凡遇贫贱之人，当存救济之心，勿因其简慢无酬而怠忽。勿因其卑陋无礼而遂弃。"

"今人往往不能终其天年而夭折于病，或又不死于病而多死于药，岂不哀哉。大凡草药单方，举世信之，倘服不对证，一害也。又或隐病讳而不告医者，二害也。又不能真知其理，适有对症之方妄自增减，三害也。亲朋荐医，雄黄鼓舌，朝张暮李，功咎罔知，四害也。至若市中购药，真赝莫辨，贵贱分量，一任枝梧，五害也。倘有高明仁德之士，有感予言，必须明告病家，正言雄辨，以杜其害，故谓之曰恒情。"

·孟今氏《医医医》

"医道务从正心博学为体，而以继往开来为用。"

"富贵不易其心，所谓宁可人负我，不可我负人，此正心之说也，即自医之第一方也。"

·缪希雍《本草经疏·祝医五则》

"凡作医师，宜先虚怀。灵知空洞，本无一物。苟执我见，便与物对。我见坚固，势必轻人。我是人非，与境角立。一灵空窍，动为所塞。虽日亲至人，终不获益。白首故吾，良可悲已。"

·潘楫《医灯续焰》

"当自重，不当自轻。自重必多道气，自轻必无恒心。"

"当自谦，不当自傲。自谦者久必学进，自傲者久必术疏。"

"当计功，不当计利。计功则用心于治病而伎巧生，计利则心于肥家而诡诈出。"

"当怜贫，不当谄富。怜贫则不择人而医，阴德无穷。谄富则不待请而至，卑污莫状。"

·裴一中《言医·序》

"学不贯今古，识不通天人，才不近仙，心不近佛者，宁耕田织布取衣食耳，断不可作医以误世！"

"医，故神圣之业，非后世读书未成，生计未就，择术而居之具也。是必慧有夙因，念有专习，穷致天人之理，精思竭虑于 **257**

古今之书，而后可言医。"

·沈德潜《叶香岩传》

"医可为而不可为，必天资敏悟，读万卷书，而后可借术济世。不然，鲜有不杀人者，是以药饵为刀刃也。吾死，子孙慎勿轻言医。"

·沈李龙《食物本草会纂病机赋》

"临病若能三思，用药终无一失。"

·孙震元《疡科会粹》

"况医司人命，任大责重，不可轻易，临病之际，兢兢业业，心到眼到、手到，因病立方，因方用药，视人之疾，如己之疾，不别其贵贱亲疏，推广天地好生之德，贫则施惠，富不苟取，推诚拯救，务俾此业为仁术，勿为盗环劫人于道路。"

"医乃九流中之高术，人称曰医师，岂可使下同于盗哉。"

·唐容川《医学见能》

"顾医之难也，非读书识字则不能医，非格物穷理则不能医，非通权达变更不能医。"

·万密斋《万密斋医学全书》

"医者，仁术也，博爱之心也，当以天地之心为心，视人之子犹己之子，勿以势利之心易之也。"

·万全《幼科发挥》

"与吾不合之人求治，予以活人为心，不记宿怨。"

·王肯堂《灵兰要览·晓澜重定绪言》

"欲济世而习医者是，欲谋利而习医者非。"

·王孟英《言医选评》

"首要体贴人情，临证用药，务期切病，不可故尚珍贵，以糜人财。"

"有学无识，一也；有识无胆，二也；知常不知变，三也；意有他属，四也；心烦冗沓时，五也；偶值精神疲倦，六也。为医者，不可不深加自省也。"

"至有一等重惜名誉，知有生机而袖手；更有一等中怀势利，

因富贵贫贱而

歧心；甚有一等未经明理，强作知医，而率意妄投汤剂，以致误彼苍生者。"

·王孟英《潜斋医话·医鉴》

"医道微也，非绝欲无私，通神于微妙之乡，穷理尽性，研几于幽明之极者，不足以传也。"

·王清任《医林改错》

"医，仁术也。乃或术而无仁，则贪医足以误世；或仁而无术，则庸医足以杀人。"

·王绍隆《医灯续焰》

"医以活人为心。故曰，医乃仁术。"

"当自重，不当自轻；当自谦，不当自傲；当计功，不当计利；当怜贫，不当谄富。"

"医虽小道，实具甚深三昧。须收摄心体，涵泳性灵，动中习存，忙中习定。"

"必有忍，其乃有济；有容，德乃大。医者术业既高，则同类不能无忌。识见出众，则庸庶不能无疑。疑与忌合，而诽谤指责，无所不至矣。须容之于不校，付之于无心，而但尽力于所事。间有排挤殴詈，形之辞色者，亦须以曾子三自反之法应之。彼以逆来，我以顺受。处之超然，待之有礼，勿使病家动念可也。"

·王旭高《西溪书屋夜话录》

"医仁术也，其心仁，其术智，爱人好生为之仁，聪明权变为之智，仁有余而智不足，尚不失为诚厚之士，若智有余而仁不足，则流为欺世虚狂之徒。"

"一要工候，二要见识，三要人品，四要时运，五要人情，六要旁衬。旁衬者，亲戚交游皆好，住宅房屋华美，此二者亦扶助之一种。七要不贪利。贪图多看，必多失误。八要寡言语。言多必败。九要不游玩。心耽游玩，必多失察。十要存心地。"

"存心积善以济人"。

·王燕昌《王氏医存》

"诊室女视如侄女，诊幼妇视如姐妹嫂娣。故在闺门言病，259

则有引证比例，无谈笑戏谑。或脉证未明，病家之夫姑婶嫂妈姆等人，宜代为明告，纵有隐暗苦疾，万勿忍而不语，倘致遗误，是自贻害耳！"

· 吴楚《吴氏医话二则》

"人有病，医亦有病。欲医人，先医医。人病不藉医，安能去病。医病不自医，安能医人。夫人病不医，伤在性命。医病不医，伤在阴骘。性命伤仅一身之害也，阴骘伤乃子孙之害也。"

"医以生人，亦以杀人。夫医所以生人也，而何以亦杀人？惟学则能生人，不学则适足杀人。盖不学则无以广其识，不学则无以明其理，不学不能得其精，不学则不能通其权、达其变，不学则不能正其讹、去其弊。如是则冒昧从事，其不至杀人也，凡希矣。"

"故善学者，不论有传无传，总非求得乎古昔圣贤之理不可也，欲深得乎古昔圣贤之理，则非多读书不可也。自《灵》《素》而下以及于近代诸书，无不细心探讨，而又参考互订。就其旨归，别其醇疵，辨其得失，弃其糟粕，取其精微，悉其源流，悟其奥义。夫然后识高理透，眼快心灵。凡遇一病必认得准，拿得定，不为邪说所惑，不为假象所欺，不为俗说所扰，得心应手，实能起死回生，肉人白骨。以此言学则真学也，学真而术自神矣。"

"又且有一味世法，只教人行医，不教人知医者。但授以保名获利之方，而于人之死生置之勿问。或示以不担利害之法，而于病之缓急置而不言。而学医者遂谓道在是矣，及其临症施治，非隔靴搔痒，即傍皮切血，非画饼充饥，即鸩酒解渴。此术之不精，由学之不足也。"

· 吴谦《医宗金鉴·凡例》

"医者，书不熟则理不明，理不明则识不精。"

· 吴瑭《医医病书》

"医虽小道，非真能格致诚正者不能。"

"医也，儒也，德为尚矣。"

· 吴瑭《温病条辨·苏序》

260 "医，任道也，而必智以先，勇以副之，仁以成之。"

·吴瑭《温病条辨·自序》

"生民何辜，不死于病而死于医，是有医不若无医也，学医不精，不若不学医也。"

·吴亦鼎《神灸经论》

"诊病必详问病因，参以色脉，务得其表里虚实，不敢少存率略。立方不拘大小奇偶，必法古而不滞于古，务期当理中病。用药不取隐僻奇异之品，用引不过借以引经，不学时习多选新奇希贵之物，以标异邀名，作难文过。"

"病有万变，治亦有万变。非具圣明之质，不能尽彻其微。予或心有疑似，即使就正明哲，不敢苟且误人。"

·夏鼎《幼科铁镜》

"残忍之人必不恻怛，不可学。驰骛之人必无静气，不可学。愚下之人必无慧思，不可学。卤莽之人必不思索，不可学。犹豫之人必无定见，不可学。固执之人必不融通，不可学。轻浮之人必多忽略，不可学。急遽之人必期速效，不可学。怠缓之人必多逡巡，不可学。宿怨之人借此报复，不可学。自是之人必以非为是，不可学。悭吝之人必以此居奇，不可学。贪婪之人必以此网利，不可学。"

·萧京《轩岐救正论》

"僭评诸医学识才品，淑慝贞邪，悬此明鉴，愿医为上医，愿人择好医耳。"

"凡诊疾无论贵若王侯卿相，贱如倩仆丐儿，皆一视同仁，亦无计恭慢恩怨，悉心救疗。遇有奇病未明，我见不到处，便令其延识者商治，勿专私意，勿违我短，勿没人长，期愈人病。遇急来请，勿避风雨，此便是受用不尽的德也。"

"所谓名医者，非明良之士，乃庸手粗工，藐无实学，巧窃虚声，以炫人者也。"

"今之承籍者，多恃炫名，不能精心研习。郡国诸人皆尚声誉，不取实学，闻风竞往。"

"凡有治疗率尔狂诞，偶然幸效，需索百端，至误伤则曰尽命。俗多习此为套，而曰医学无难。语云：学到知羞处，方知艺不精，则又渐灭愧耻之心矣。"

· 徐春甫《古今医统大全》

"医以活人为心，故曰医仁术。"

"相彼天下之人所重者生也，生之所系者医也，医之所原者理也。"

"医本活人，学之不精，反为夭折。"

"医学贵精，不精则害人匪细。"

"医惟大道之奥，性命存焉。凡业者必要精心研究，以抵於极，毋谓易以欺人，惟图侥幸。道艺自精，必有知者，总不谋利于人，自有正谊在己。《易》曰：积善积恶，殃庆各以其类至。安得谓不利乎？"

"医当戒巧彰虚誉。"

· 徐大椿《洄溪医案》

"余遂导以行医之要，惟存心救人，小心谨慎……若欺世徇人，止知求利，乱投重剂，一或有误，无从挽回，病者纵不知，我心何忍。"

· 徐大椿《医学源流论》

"医之高下不齐，此不可勉强者也。然果能尽智竭谋，小心谨慎，犹不至于杀人。"

"故医者能正其心术，虽学不足，犹不至于害人，况果能虚心笃学，则学日进。学日进，则每治必愈，而声名日起，自然求之者众，而利亦随之。若专于求利，则名利必两失，医者何苦舍此而蹈彼也。"

"为医者，无一病不穷究其因，无一方不洞悉其理，无一药不精通其性。"

· 徐延祚《医粹精言》

"读书而不临症不可以为医，临症而不读书亦不可以为医。"

"无卓识不可以为医，失厚道曷足以济世。"

"人有富贵贫贱，病无彼此亲疏，医当一例诊之，不失心存普济。"

"医者治病不至诚，无以察病之根源。病家延医不至诚，不能感医之谆切。"

　　·叶桂《临证指南医案》

　　"良医处世，不矜名，不计利，此其立德也；挽回造化，立起沉疴，此其立功也；阐发蕴奥，聿著方书，此其立言也。"

　　"夫以利济存心，则其学业必能日造乎高明；若仅为衣食计，则其知识自必终囿于庸俗。"

　　·喻昌《医门法律》

　　"医之为道大矣，医之为任重矣。"

　　"医，仁术也，仁人君子，必笃于情，则视人犹己，问其所苦，自无不到之处。"

　　"不学无术，急于求售，医之过也。"

　　·张秉成《成方便读·自序》

　　"医之为道，秉天地造化之权，掌疾病死生之柄。"

　　·张从正《儒门事亲》

　　"惟儒者能明辨之，而事亲者不可以不知医也。"

　　·张介宾《景岳全书》

　　"必有真人，而后有真知；必有真知，而后有真医。"

　　"凡看病施治，贵乎精一……治病用药，本贵精专，尤宜勇敢。"

　　"吾尽吾心，菲不好生，然势有不由我者，不得不见机进止。"

　　"一言失当，则遗祸无穷；一剂妄投，则害人不浅。"

　　·张介宾《类经图翼》

　　"惟是死生反掌，千里毫厘，攸系匪轻，谭非容易。故不有精敏之思，不足以察隐，不有果敢之勇，不足以回天；不有圆融之智，不足以通变，不有坚持之守，不足以万全。凡此四者，缺一不可，必欲备之，则惟有穷理尽性，格物致知，以求圣人之心斯可也。"

　　·张璐《诊宗三昧》

　　"欺世盗名，借口给之便佞，赖声气之交通，高车衒术，曲体趋时，日杀无辜，以充食客之肠。竭厥心力，以博妻孥之笑。斯皆地狱种子，沉沦业识之故。"

·章楠《医门棒喝》

"医虽小道，职是业者，岂可不知自重哉。"

·赵濂《医门补要》

"是以医贵乎精，学贵乎博，识贵乎卓，心贵乎虚，业贵乎专，言贵乎显，法贵乎活，方贵乎纯，治贵乎巧，效贵乎捷，知乎此，则医之能事毕矣。"

·赵献可《医贯》

"夫有仁术，有医道，术可暂行一世，道则流芳千古。"

·赵学敏《串雅内编》

"医本期于济世，能治则治之，不必存贪得之心。"

"志欲傲，礼欲恭，心欲小。"

·范文甫

"秀才学行医，快刀切咸菹。尔等倘能通晓经典，如握攻医之钥，否则犹如将登高而无云梯，欲渡江而无舟揖耳。"

五、近现代时期

·张锡纯《医学衷中参西录》

"人生有大愿力而后有大建树……学医者为身家温饱计则愿力小，为济世活人则愿力大。"

"吾人生古人之后，贵发古人所未发，不可以古人之才智囿我，实贵以古人之才智启我，然后医学有进步也。"

·孔伯华

"精于医，仁而品，修于道，不问贫富济世为怀，治病救人，医之天职。"

·宋国宾

"为名医易，为良医难。"

·陈可冀

"在科学研究和医疗方面，我们要有包容的思想；对病人，我们要有宽容的精神；在学术上，中、西医之间，各有优点，各有不足，我们应该互相学习、互相尊重、取长补短，因此，我们提倡'和谐创新'。"

"医生应当精益求精，经常检查成功和失败的原因，改进治疗方案，同时要诚心诚意地对病家负责，实事求是。自信，但不能说空话。"

　　·承淡安

"不管穷人富人，我作为医生，都要对他们负责！"

　　·程门雪

"名医必然饱学，断无俭腹名医。"

"我诗为上，书次之，医又次之。"

　　·董建华

"看病不仅要有良好的技术，同时开药处方要考虑到患者的实际情况。药源匮乏的，尽量不用；价格昂贵的，尽量少用。对待患者要亲切和蔼，说明病情时要避免给患者带来不必要的心理压力。"

"想患者之所想，急患者之所急。"

　　·顾玉东

"一名医生只有把病人看成是培养自己成长的人，才能把他们的痛苦看成是自己的痛苦，一名医生也只有经常将心比心，把自己放在病人的地位加以思考，即人们常说的'心理换位'，才会有一颗同情心，满腔热情地为他们服务。我想，这是成为一名合格医生的条件。"

　　·关幼波

"当我真正理解了'知识的最大敌人，就是没有任何新的欲求'的时候，我每时每刻都准备向知识的大海，提出新的欲求，并决心在发展中医学术的征途中，继续向前挺进。"

　　·韩百灵

"学医只知无方之书，不知理法，虽有学而无术，虽知方药，不知其理，不足成为良医。只有遍读理、法、方、药之书，笔记、研讨，躬行实践，验之患者，有得有失，是谓有学有术矣。"

　　·何任

"要多读书，不断充实新知和创新。要多诊病，不断累积经验。我们要做到'上工十全其九'，要把百分之九十的病人治好，265

学生教好。病人、学生的口碑就是对我们的肯定、鼓励。"

"病人找你看病，就等于把他的生命完全交付给你。医生的任何一点轻率或自负，都有可能使病人付出痛苦乃至生命的代价。在这个问题上，容不得一点私心和粗心！"

· 贺普仁

"以医正人，以义正己。"

"努力给患者解除病痛，真心实意为病人服务，就是医生最基本的医德。"

· 华益慰

"一个医生，只有从内心里尊重病人，才能对病人有耐心。"

· 江育仁

"作为一个年资较高的中医，身负着承前启后的双重任务，肩挑着医疗、教学、科研几付担子，责任是重大的。事物在发展，形势在前进，应当活到老，学到老，不断实践，不断探索，向新的水平前进。"

· 李振华

"学中医要严谨治学，博采众长，刻意攻读，深求经旨，熟读经典，悉心揣摩，领悟真谛。"

"人家既然找到我了，我就应该给人家看，这是我们的责任。"

· 刘渡舟

"心如秋月，行如向壁；春风满面，蔼然可亲。"

· 刘仁廉

"医学之道，非精不能明其理，非博不能致其得。"

· 秦伯未

"做人要有人格，看病要有医德，贫莫贫于无才，贱莫贱于无志，却此不可为良医。"

"专一地研讨医学可以掘出运河，而整个文学修养的提高则有助于酿成江海。"

"医非学养深者不足以鸣世。"

· **裘法祖**

"医术不论高低，医德最是重要。医生在技术上有高低之分，但在医德上必须是高尚的。要经常想到，医生是做人的工作，只有良好的医德、医风，才能发挥医术的作用。"

"一个好的医生应该做到急病人之所急，想病人之所想，把病人当作自己的亲人。"

"急病人之所急，想病人之所想，痛病人之所痛。"

· **裘吉生**

"见重症应用重药者，切勿顾忌，所谓救病如救火；急诊请诊虽深夜须急住；凡诊贫病更宜和蔼周到；诊妇女病，至深房必须病家有人陪同，为女医者亦然；立方须写简明脉案，使病者可知；写方勿过草；不可毁谤同道；勿自售秘药，如备药店所不卖之要药，方子必须公开；病者一到，即宜诊治；遇危重病人勿在当面谢绝。"

· **裘沛然**

"夫医道为活人术，而古今名家果能生死肉骨者有几，一草一木之功用犹不易知，乃至配伍之变化，计量之轻重，标本缓急邪正虚实之辨析，均为极难明之事，医者可以雄谈惊座，惜肺腑不能言耳。"

"中医工作者要有民族自尊心，一定要牢牢掌握中医学的精髓，同时还要有海纳百川的襟怀。学习不止是为了充实，更重要的是为了超越。"

· **裘诗庭**

"医之有道，能生死人而白肉骨，医者道少，即草菅人命。医士可不言道德哉。"

"医生以道德为第一，学其次。盖医为斯命，虽学问渊博而诊治草率从事，不啻大盗之不操戈矛，杀人于不知不觉中。"

· **瞿文楼**

"治病求本，详诊细参，辨色看舌，务在精细。"

· **任继学**

"现在好多病人不富裕，看病贵，看病难，我们应尽量用有 **267**

效且便宜的药品才是。"

·施今墨

"文人相轻，医者相轻，即损人名誉，又无补于社会，宜除之。"

·吴阶平

"要做一名好医生，首先一点要研究人，全心全意为人民服务，这就是医德。"

·吴孟超

"一个人的能力毕竟有限，只有带出更多人，才能为更多的人看病。"

·吴咸中

"在病人面前，我是个医生，医乃仁术，应施惠而莫图报。"

"继承与发扬并重，科学与人文交融"

·吴以岭

"一个医生的存在价值就是为处于痛苦中的病人解除病痛。"

·萧龙友

"初履燕市，即闻尊名。抱刺于怀，三年灭字。拜读大作，中心悦服。云中首尾，神识天机，询医林之泰斗，千古之医范也。桐河间下士，滥竽讲经，妄称米熟，但欠筛在。不惭形秽，敬向龙门翘首；满具虚心，愿就有道以正。谅先生不嗤后生为狂妄也。"

"以镜鉴人，不如以人鉴人。盖镜中影，祇自知无可比，而不如书中影，则使万世之人皆知也。伤寒诸书，仲景之影也。以之作鉴，则离神而取影，鉴中之影，皆非真影矣。学医者其鉴诸。"

·颜正华

"我有责任继续培养学生和医治患者，只要我的身体情况允许，就会继续工作下去。"

·杨泉

"夫医者，非仁爱之士不可托也；非聪明答理不可任也；非廉洁淳良不可信也。"

·叶桔泉

"在我眼里只有重病人、轻病人之分，没有穷人和富人、国人与洋人之别！"

·岳美中

"做一名医生，有两条至为重要：一是治学，二是临证。治学，要忠诚于学术的真理，直至系之以命；临证，要真诚地对病人负责，此外绝无所求。只有这样，才能认真坦诚地对待患者，谦虚诚挚地对待同道，勇敢无畏地坚持真理，实事求是地对待成败。"

"勤能补拙恒斯效，俭可养廉贞自清。"

·张伯礼

"贤以弘德，术以辅仁。"

·张学文

"医生要敢于治病，善于辨病，全心全意尽心尽力对待病人。"

·章次公

"儿女性情，英雄肝胆，神仙手眼，菩萨心肠。"

"为医者，仲景之书固不可不读，而于历代名家医集，晚近中外科技书籍，以及其他笔记小说之类，凡有关医道者，胥应浏览，识见广遽，而后临床辨证论治，自可左右逢源，得心应手。"

·赵炳南

"医生掌握的是病人的生命，要以济世救人为主旨，尽自己所能及的技术，想方设法解除病人的痛苦，是医生的天职。"

·周国平

"上天给了每个人一条命，一颗心，把命照看好，把心安顿好人生即是圆满。"

"生命和精神是人身上最宝贵的东西，幸福和道德都要据此衡量。我得出结论是，幸福在于生命的单纯和精神的丰富，道德在于生命的善良和精神的高贵。"

"女人分娩，病人求医，老人临终，都是生命中最脆弱的时刻，最需要人性的温暖。"

"一个问题使我困惑良久，以拯救生命为使命的医学为什么如此缺少抚慰生命的善意？没有抚慰的善意，能有拯救的诚意吗？"

· 周俚生

"恪守医德，是业医之本。"

· 朱良春

"中医不仅是一种谋生手段，更是一种仁术。"

六、精选三十条

· 《黄帝内经》

"天覆地载，万物悉备，莫贵于人。"

· 张仲景《伤寒杂病论》

"勤求古训，博采众方。"

· 《左传·昭公元年》

"上医医国，中医医人，下医医病。"

· 孙思邈《备急千金要方》

"大医精诚。"

· 王焘《外台秘要》

"良药善言，触目可致，不可使人必服。法为信者施，不为疑者说。"

· 寇宗奭《重刊本草衍义》

"医者不可不慈仁，不慈仁则招非。病者不可猜鄙，猜鄙则招祸。"

· 刘昉《幼幼新书·自序》

"业医者，活人之心不可无，而自私之心不可有。未医彼病，先医我心。"

· 刘完素《河间六书》

"医道以济世为良，而愈病为善。"

· 王珪《泰定养生主论》

"况医者之学，艺兼九流，其学岂有穷极哉！"

· 曾世荣《活幼心书》

"为医先要去贪嗔，用药但凭真实心，富不过求贫不倦，神明所在俨如临。"

· 龚廷贤《鲁府禁方·卷四·医有百药》

"古之圣人，其为善也，无小而不崇；其于恶者，无微而不改。"

· 柯琴《伤寒来苏集》

"世徒知通三才者为儒，而不知不通三才之理者，更不可言医。""

· 雷丰《时病论》

"医以苏人之困，拯人之危，性命为重，功利为轻，而可稍存嫉妒哉！"

· 李时珍《本草纲目》

"医之为道，若子用之以卫生，而推之以济世，故称仁术。"

· 刘仕廉《医学集成》

"医之为道，非精不能明其理，非博不能致其得。"

· 裴一中《言医·序》

"学不贯今古，识不通天人，才不近仙，心不近佛者，宁耕田织布取衣食耳，断不可作医以误世！"

· 沈李龙《食物本草会纂病机赋》

"临病若能三思，用药终无一失。"

· 万密斋《万密斋医学全书》

"医者，仁术也，博爱之心也，当以天地之心为心，视人之子犹己之子，勿以势利之心易之也。"

· 王肯堂《灵兰要览·晓澜重定绪言》

"欲济世而习医者是，欲谋利而习医者非。"

· 王孟英《潜斋医话·医鉴》

"医道微也，非绝欲无私，通神于微妙之乡，穷理尽性，研几于幽明之极者，不足以传也。"

· 吴谦《医宗金鉴·凡例》

"医者，书不熟则理不明，理不明则识不精。"

·吴瑭《医医病书》

"医也，儒也，德为尚矣。"

·吴瑭《温病条辨·苏序》

"医，任道也，而必智以先，勇以副之，仁以成之。"

·吴瑭《温病条辨·自序》

"生民何辜，不死于病而死于医，是有医不若无医也，学医不精，不若不学医也。"

·徐春甫《古今医统大全》

"医本活人，学之不精，反为夭折。"

·徐延祚《医粹精言》

"无卓识不可以为医，失厚道曷足以济世。"

·喻昌《医门法律》

"医之为道大矣，医之为任重矣。"

·张从正《儒门事亲》

"惟儒者能明辨之，而事亲者不可以不知医也。"

·张介宾《景岳全书》

"必有真人，而后有真知；必有真知，而后有真医。"

·赵献可《医贯》

"夫有仁术，有医道，术可暂行一世，道则流芳千古。"